Dr. med. Walter Irlacher
Karl H. Asenbaum

Service-Handbuch
Mensch

euromultimedia

Bibliografische Information der Deutschen Bibliothek:
Die Deutsche Bibliothek verzeichnet diese Publikation in der Deutschen Nationalbibliographie;
detaillierte bibliografische Daten sind im Internet unter http://dnb.dbb.de abrufbar.

Impressum:
Autoren: 1. Irlacher, Dr. med. Walter 2. Asenbaum, Karl H.
Titel: SERVICEHANDBUCH MENSCH
1. Auflage, September 2006
ISBN-10: 3-9811204-1-8
ISBN-13: 978-3-9811204-1-7
Verlag und © 2006 Karl H. Asenbaum (EUROMULTIMEDIA VERLAG), 80798 München.
Georgenstr. 110. www.euromultimedia.de. info@euromultimedia.de. Alle Rechte vorbehalten.
Adressen: siehe S. 128
Herstellung: Books on Demand GmbH, Norderstedt

Wichtiger Hinweis.
Überlassen Sie dieses Buch nach der Lektüre Ihrem Arzt oder Apotheker, denn ohne ihn und seine Zustimmung dürfen wir Ihnen keine gesundheitlich wirksamen Empfehlungen geben. So will es das Gesetz. Und das ist in der Regel gut so.

Autoren und Verlag haften nicht für Entscheidungen oder Verhaltensweisen, die jemand aus den in diesem Buch getroffenen Aussagen für seine Gesundheit zieht. Sie sollten dieses Buch niemals als alleinige Quelle für gesundheitsbezogene Maßnahmen verwenden. Bei gesundheitlichen Beschwerden sollten Sie auf jeden Fall Rat von einem Arzt einholen.

Hintergrund:
Die in diesem Buch getroffenen Aussagen dienen der allgemeinen Weiterbildung und dürfen nach Rechtslage in keinem Falle die individuelle Beratung, Diagnose oder Behandlung durch zugelassene Angehörige von Heilberufen ersetzen.
Auch wenn die Autoren ständig daran arbeiten, Darstellung und Wissensstand zu verbessern, ist es möglich, dass missverständliche, falsche, unvollständige oder verkürzte Angaben gemacht werden. So könnten theoretisch auch Empfehlungen und Theorien enthalten sein, die irrig sind oder zu einer Gesundheitsgefährdung führen.
Verwenden Sie bitte niemals Medikamente, auch keine Heilkräuter oder Heilbäder ohne Absprache mit Ihrem Arzt oder Apotheker. Benutzen Sie auch Medizingeräte nur in Absprache mit Ihrem Arzt.

Alle Markennamen, Produktnamen und Logos sind Marken oder eingetragene Marken ihrer jeweiligen Eigentümer.

Vorwort

„Schwierig", erklärte mir die Maklerin in Bad Füssing, als ich eine Wohnung nur für ein halbes Jahr wollte: „Hier denkt man eher langfristig. Denn wer hierher zieht, zieht meistens nicht mehr weg. Und die Leute werden hier ganz schön alt..."

Mir hatten angesehene Schulmediziner im zarten Alter von 45 beschieden, dass ich dank neuer Methoden zwar noch mindestens die 50 erreichen könnte, aber ich sollte etwas relaxter leben, sonst könnte sich meine leider unheilbare Art von Krebs schneller ausbreiten. Ich hatte also einen Mörder in mir, der sich noch nicht ganz traut. Man könnte ihn auch mit Chemotherapie durch den Körper jagen. ..

Untersuchungen ergaben noch weitere „unheilbare" Krankheiten, die angeblich in keinem Zusammenhang standen. So stellte man beginnenden Alterszucker fest und mindestens 32 Allergien. Begeistert erzählten mir die Allergologen besonders von der Mächtigkeit der Erdnuss-Allergie: Erst kürzlich sei einer ihrer Kollegen während seiner Abschiedsparty inmitten von fünfzig ratlosen Spezialisten daran verstorben. - Ich verließ die Klinik ohne Party. Die Schulmedizin gab mir zum Abschied ein Notfall-Set. Und ich beeilte mich ein bisschen mit dem Leben. Zunächst versuchte ich es vergeblich mit Homöopathie und Akupunktur, dann las ich alles über alternative Therapien, das ganze ABC der Verzweifelten, die sich von Strohhalm zu Strohhalm hangeln:

Ayurveda, **B**eck-Schema, **C**olostrum, **D**-Methode, **E**sogetische Medizin, **F**arbmeridiantherapie, **G**egensensibilisierung, **H**eilsteine, **I**ris-Diagnose, **J**in Shin Jyutsu, **K**inesiologie, **L**-Faktor, **M**ykotherapie, **N**osoden-Therapie, **O**rgontherapie, **P**EMF Magnetfeldtherapie, **Q**uantentherapie, **R**adionik, **S**pirituelle Heilung, **T**ransfer Faktor, **U**rmedizin, **V**olksmedizin, **W**eber/Wollenberg Krebsbankrott, **Y**in/Yang Ausgleich, **Z**ellularmedizin .

Manches wie PEMF und Quantentherapie schien mir plausibel, doch vieles hielt schon den ersten Nachfragen nicht stand. Andere Konzepte wie das Beck-Schema schienen mir ähnlich riskant wie eine Chemotherapie. Da lernte ich einen Arzt kennen, der Naturheilmedizin nicht nur für ein Nebenfach des Studiums hält: Dr. Walter Irlacher, Kurarzt in Bad Füssing. Er verblüffte mich, indem er sich für meine diversen Krankheiten offenbar nicht im mindesten interessierte, sondern gleich auf Ursachensuche ging: Sauerstoffmangel, Wassermangel, Giftbelastung, Übersäuerung. „Sie brauchen eine gründliche Kur. Keine weitere Diagnostik, die keinen gesundheitlichen Nutzen bringt!"

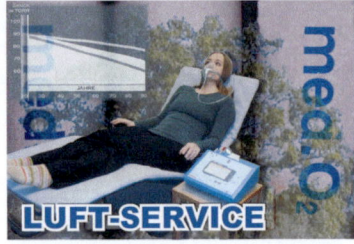

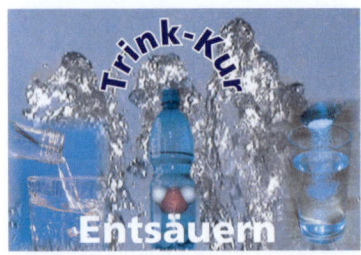

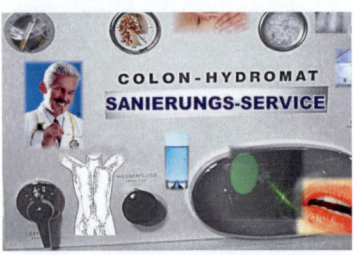

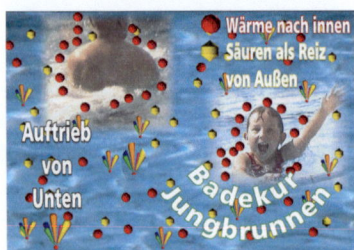

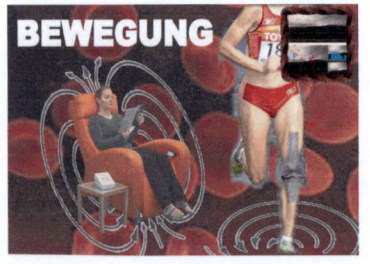

Bei meiner Kur habe ich das gesamte Serviceprogramm in Anspruch genommen. Trotzdem hat sie nicht mal so viel gekostet wie das, was ich früher in derselben Zeit an Krankenkassenbeiträgen abgeführt habe. Dafür bin ich jetzt wieder top-fit und weiß, wie ich es bleiben kann.

In Bad Füssing habe ich Gesundwerdende aus ganz Deutschland getroffen. Die Stammgäste sind ein Menschenschlag, dem das Wort Jammern zuwider ist: Handwerker, Unternehmer, Bauern und auch Ärzte. Sie gehen ihre Krankheiten wie einen wichtigen Auftrag an, auch wenn es oft mit Aufwand verbunden ist. Kurzum, hier kurt die Gesundheits-Elite.

Für solche Menschen haben wir dieses Buch geschrieben. Die sich nicht aufgeben und von Gesundheitsfunktionären verwalten lassen wollen. So ist dieses Buch das Ergebnis des konstruktiven Dialogs zwischen einem Arzt ohne Scheuklappen und einem Journalisten, dem die Schulmedizin kein überzeugendes Konzept bieten konnte.

Kurmedizin arbeitet immer noch mit den alten Naturheilmitteln Luft, Wasser, Licht und Bewegung. Nur geschieht dies heutzutage mit viel mehr Hintergrundwissen und hochtechnisierten Mitteln.

Unser „Servicehandbuch Mensch" will Ihnen in leicht verständlicher Form darlegen, wie das „Automobil Mensch" funktioniert. Wie man seinen Wert erhält und länger Fahrfreude daran hat.

Setzen Sie die Informationen ja nicht selbständig um und machen Sie keinerlei Heilversuche ohne Kassen- und Apothekenzulassung! Oder doch? Wer den Wert seines Autos erhalten will, fährt ja auch zum Service, und wartet nicht, bis die Polizei es aus dem Verkehr zieht.

Bad Füssing, im September 2006
Karl H. Asenbaum

Inhalt

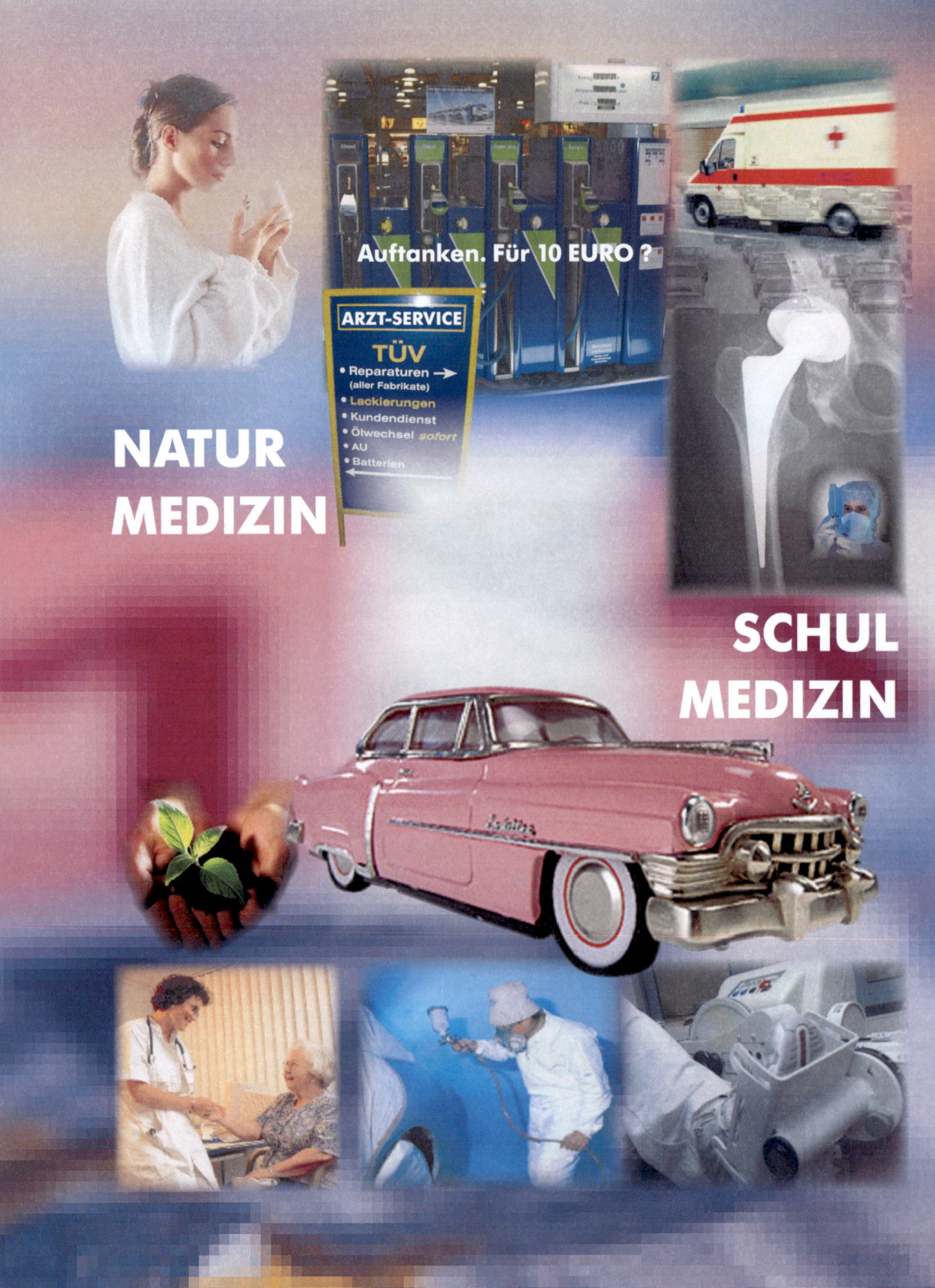

NATUR MEDIZIN

SCHUL MEDIZIN

Auftanken. Für 10 EURO ?

ARZT-SERVICE
TÜV
• Reparaturen →
  (aller Fabrikate)
• Lackierungen
• Kundendienst
• Ölwechsel *sofort*
• AU
• Batterien

Kapitel 1

Der Mensch
ein lebendiges Automobil

**Kurärzte und Schulmediziner haben dieselbe Grundausbildung.
Herr Dr. Irlacher, was unterscheidet die beiden?**

- Mit einer akuten Krankheit wie einer Infektion oder Entzündung geht man zum Hausarzt. Aber wenn man immer wieder Infektionen bekommt, sollte z.B. das Immunsystem durch eine Kur gestärkt werden.
- Auch wenn Entzündungen immer wieder an derselben Stelle auftreten und überhaupt, wenn Krankheiten chronisch werden, ist die Kurmedizin gefragt. Chronische Krankheiten bedeuten einen ungeheuren Stress für den Menschen. Der Kurmediziner muss für den Betroffenen die effektivste Form der Entspannung und Regeneration finden.
- Für einen Beinbruch ist der Chirurg zuständig. Aber spätestens wenn ein Bein durch Osteoporose ohne große Krafteinwirkung bricht, muss man auch an die Ursachenbekämpfung heran, damit sich so etwas nicht wiederholt.
- Bei einer Störung am Gelenk geht man erst mal zum Orthopäden, der das Gelenk an sich behandelt und vielleicht auch das Skelett insgesamt betrachtet. Der Kurarzt dagegen muss herausfinden, warum denn das Bewegungssystem dieses Patienten überhaupt solche Störungen entwickelt. Wir wollen ja Prothesen so lange wie möglich verhindern.
- Kurzum: Wenn einmal ein Rad blockiert, ist der Schaden groß. Aber der Schaden wird wieder auftreten, wenn man künftig nur eines der vier Räder regelmäßig abschmiert. Die meisten Patienten verstehen den Unterschied am besten, wenn man den Menschen mit einem „Automobil" vergleicht:

1. Unser Gesundheitswesen mit dem Hausarztsystem ist die Tankstelle, wo man Super, Diesel oder Normal tankt, Öl und Wasser nachfüllt, den Reifendruck prüft und defekte Glühbirnen ersetzt.
2. Zum Facharzt muss man, wenn der TÜV schwerwiegendere Mängel festgestellt hat.
3. Den Krankenhäusern obliegt die Reparatur verkehrsuntüchtiger Autos.

- Natürlich hinkt der Vergleich auch, weil man sich anders als beim Auto kein Neufahrzeug zulegen kann. Wir haben alle nur dieses eine Fahrzeug und müssen versuchen, es möglichst lange zu fahren! Und dafür ist die Kurmedizin zuständig. Sie hält den Menschen in Schwung, selbst wenn er schon ein Oldtimer ist.

- Hinzu kommt, dass die menschlichen Neufahrzeuge heutzutage auch nicht besser dran sind. Wenn man sich die allgemeine Gesundheitslage ansieht, muss man sogar sagen, dass die neuen Modelle aufgrund der heutigen Lebensweise eher Rost ansetzen.
- Theoretisch könnten wir ja alle viel älter werden.
- Und nicht nur älter. Es könnte auch mehr Spaß machen, alt zu sein.

Es gibt Autos aus dem 19. Jahrhundert, die noch fahrtüchtig sind!

- Die muss man aber anders fahren! Und das zu vermitteln ist auch eine Aufgabe des Kurarztes, die man neben der sehr regelmäßigen Wartungs- und Pflegearbeit nicht vergessen sollte:

Der Kurarzt ist auch ein Fahrlehrer für Oldtimer.
Eine erfolgreiche Kur ist wie eine bestandene Fahrprüfung...

Gibt es denn heutzutage auch Möglichkeiten, den Kilometerstand zurückzudrehen, Stichwort Anti-Aging?

- Allerdings! Einige Möglichkeiten werden wir in diesem Buch kennen lernen. Übrigens: Das wichtigste Mittel, sein Leben zu verlängern, besteht immer noch darin, es nicht zu verkürzen!
- Zellen können 130 Jahre alt werden. Warum nicht auch eine Ansammlung von organisierten Zellverbänden wie der Mensch? Wir müssen eigentlich nur dafür sorgen, dass die Zellverbände nicht in Konflikt miteinander geraten.

Der Arzt also als Dirigent der Zellharmonie?

- In diesem Konzert müssen die Patienten schon mit dirigieren...

Kapitel 2
Vom Rasten und vom Rosten

Bleiben wir beim Bild des lebendigen Automobils. Die meisten Oldtimer gibt es in Havanna, wo meist die Sonne scheint und die Menschen Tag und Nacht unterwegs sind. Wer sein Leben lang aktiv ist, sich sportlich in frischer Luft bewegt, braucht selten eine Kur! Warum selbst dies oft nicht reicht, erfahren Sie in diesem Kapitel.

Herr Dr. Irlacher, Aktiv-Kuren sind doch modern, warum wollen Sie denn erst am Ende dieses Buches über Bewegung sprechen?

* Unser Wissen über die inneren Vorgänge bei erhöhter Aktivität ist heute so tiefgehend, dass wir erst einmal verschiedene elementare Kurmittel wie Wasser und Luft verstanden haben müssen, bevor wir den Motor so richtig hochdrehen.
* Wellness und Fitness gehören selbstverständlich zur modernen Kurmedizin, weil sie den Kurerfolg durch Veränderung des Lebensstils nachhaltiger machen. Sie sind aber nicht so wichtig wie die Kur selbst. Wenn Sie so wollen, sind sie die Nachfolger der früher selbstverständlichen Nachkur.
* Denn wer nach der Fahrprüfung lange nicht fährt, verlernt es wieder! Und er denkt nicht daran, dass auch ein nicht benutztes Fahrzeug rostet und regelmäßig gewartet werden muss!

Welches ist die häufigste Wartungsmaßnahme in Ihrer Praxis?

* Eindeutig sind es die Rostschäden. Insbesondere die inneren Rostschäden, die von der Übersäuerung und dem Mangel an „Rostschutzmitteln", den Antioxidantien herrühren. Vorzeitige Alterserscheinungen und die Kur-Krankheiten haben zwar nicht nur eine einzige Ursache, aber immer eine Gemeinsamkeit: Übersäuerung, die z.B. durch Stress, Sauerstoffmangel, falsches Essen und Trinken entsteht.

Die Schulmedizin spricht nur von Übersäuerung, wenn das Blut in den Arterien unter einen pH-Wert von 7, 35 abrutscht...

* Dann hört man aber schon das Totenglöcklein läuten oder die Sirene vom Notarztwagen heulen! Die Säure/Basen-Grenze in den Arterien ist wahnsinnig eng zwischen 7,35 und 7,45 pH: Das ist eine minimale Veränderung, wie wenn Sie ein Glas Sprudel-

wasser ein paar Minuten ausgasen lassen. Aber diese enge Grenzlinie ist auch die am besten bewachte Zone in unserem Körper. Wir Naturmediziner warten nicht auf den Notfall. Deshalb kommen meine Patienten erst mal zum Speichel-Test, der ist schnell und aussagekräftig. In einer Minute weiß ich mehr als mit 50 Urintests, und wenn dann ein Verdacht auf Übersäuerung besteht, rate ich zu einer Vitalblutanalyse.

Die naturmedizinisch definierte Übersäuerung ist eine Warnung vor der Säurenflut - die schulmedizinisch definierte „Azidose" ist die Sturmwelle, die alles im Körper binnen Minuten zerstört.

- Dazu kommt etwas weiteres. Von allen Grundfunktionen des Körpers, die mit dem Alter abnehmen, ist die pH-Regulation der kritischste Faktor. Mit 75 Jahren hat man nur noch 17 % der Regulationsgeschwindigkeit eines 30-jährigen. Es dauert also viel länger, bis Säuren wieder neutralisiert werden. Das macht die pH-Wert-Kontrolle so wichtig!
- Der Naturmediziner würde gerne auf Ärzte mit Blaulicht verzichten, die in letzter Minute Leben retten, das durch Leichtsinn bei der Prophylaxe in Gefahr geraten ist!
- Uns interessieren vor allem die Warnzeichen der sogenannten dekompensierten Azidose, also die meist sehr lange Vorgeschichte des Notfalls.
- Hier liegt heute die medizinische Frontlinie. Und nicht in einer schnellen basischen Infusion im Rettungswagen, die dem Erkrankten für den Augenblick das Leben rettet, um ihn von Anfall zu Anfall dem Tod näher zu bringen.
- Ich erlebe solche Patienten kurz vor dem Umkippen immer häufiger in meiner Praxis. Zum Kurarzt kommt man heutzutage aus Kostengründen erst, wenn die Schulmedizin versagt hat. Oft wird das Blut einfach mit symptomatisch wirkenden Pharmaka manipuliert, damit es den Organen und Gefäßen keine Probleme macht. Doch selbst dafür ist es oftmals zu spät.
- Da macht man statistische Laborauswertungen, die man ironischerweise auch noch „Blutbild" nennt, obwohl sich außer einem Computer, der die einzelnen Bestandteile zählt, niemals jemand dieses Blut als „Bild" wirklich angesehen hat, weil die Krankenkassen solche Blutbilder nicht bezahlen, auf denen sogar der Patient sieht, was mit ihm los ist!
- Die Hämatologie, also die Wissenschaft vom Blut, läuft heutzutage wie jede Form von Statistik dem Zeitgeist hinterher.
- Bis vor kurzem waren Cholesterinwerte über 260 ein dringender Anlass, übel schmeckende Leichtmargarine auf den Speiseplan des Patienten zu befehlen. Dann kam die Erkenntnis über die LDL-HDL Zusammenhänge, also die Schutzwirkungen von gutem Cholesterin.
- Alle Fettsäuren-Analytik wird nach wie vor kontrovers beurteilt, und man entdeckt heute erst den herzgefährdenden Aspekt bestimmter Eiweiße im Blut. Seitdem zählen die Labor - Computer auf der ganzen Welt den Homocystein-Spiegel. Bei einer Vitalblut-

Der Dunkelfeld - Bericht
Enthüllungen aus dem sauren Milieu

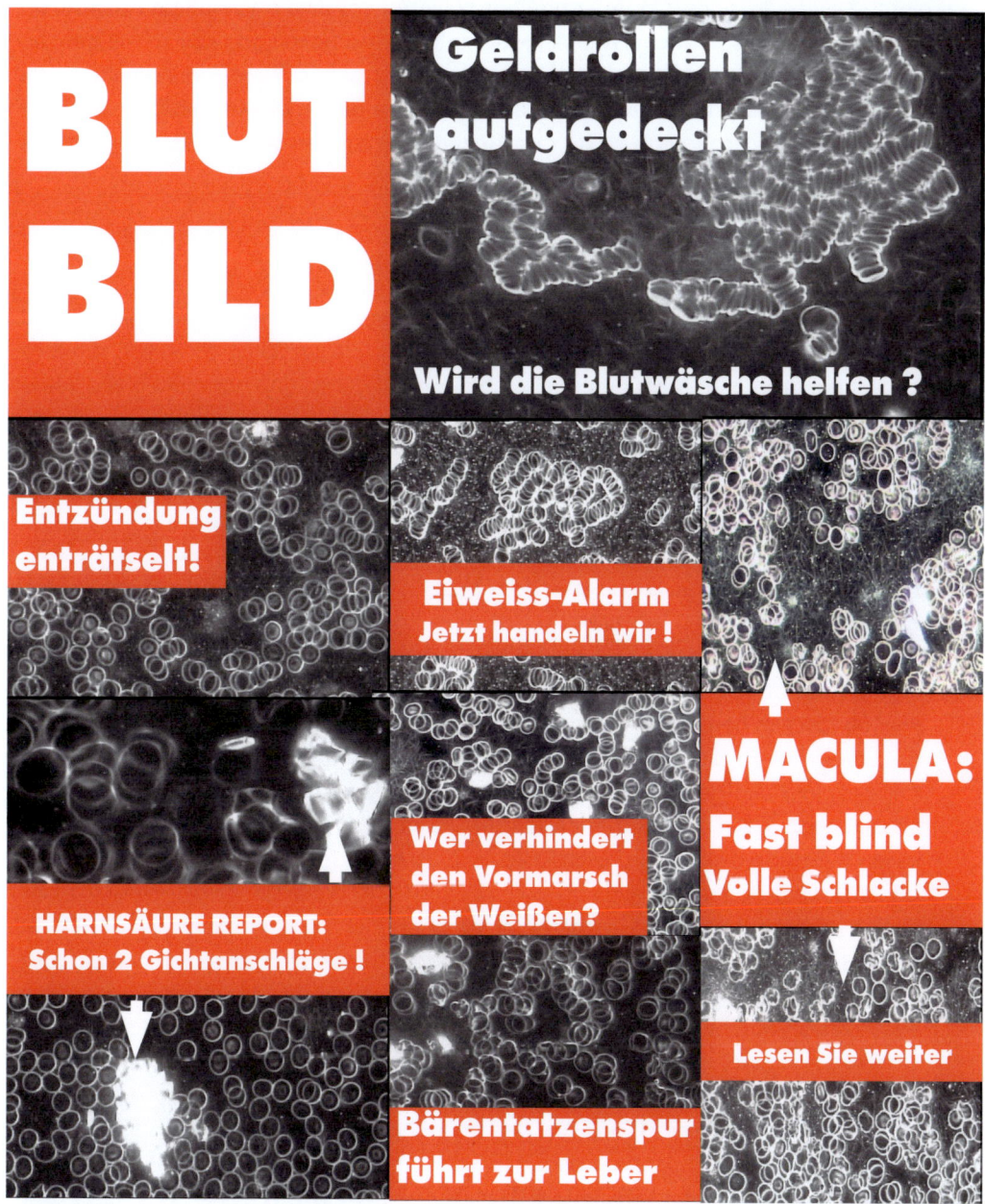

BLUT BILD

Geldrollen aufgedeckt

Wird die Blutwäsche helfen ?

Entzündung enträtselt!

Eiweiss-Alarm
Jetzt handeln wir !

MACULA:
Fast blind
Volle Schlacke

HARNSÄURE REPORT:
Schon 2 Gichtanschläge !

Wer verhindert den Vormarsch der Weißen?

Lesen Sie weiter

Bärentatzenspur führt zur Leber

analyse sieht man das in 5 Minuten und andere gefährliche Eiweißstoffe dazu. Ohne neuen Terminaufwand wegen des Wartens auf Laborwerte!

Entsäuern ist ja eine richtige Volksbewegung geworden und gibt Hoffnung für viele chronisch Kranke. In jeder Drogerieabteilung erwartet uns eine reichhaltige Auswahl an basischen Entsäuerungsmitteln, vom Angebot in den Apotheken ganz zu schweigen. Im Bioladen und Buchladen ist es ähnlich wie in Funk und Fernsehen: Viele Gesundheitsapostel predigen eine basische Ernährung. Im Internet wird in eigenen Diskussionsforen darüber diskutiert, ob eine Zitrone nun zu den basischen oder zu den sauren Nahrungsmitteln gehört.

Herr Dr. Irlacher, was ist nun wahr?

- Nennen wir es mal das Spinat-Dilemma, das an dieser allgemeinen Verwirrung schuld ist. Irgendeiner bringt etwas auf, und hundert andere erzählen es weiter, ohne es jemals nachzuprüfen. Glauben können Sie nur pH-Werte von normierten Markenlebensmitteln und Getränken.
- Kaffee ist eigentlich sauer, aber es kommt auch auf die Sorte und die Zubereitung an, oder welche und wieviel Milch Sie dazu nehmen.
- Ein Cappuccino ist zwar nicht basisch, aber doch weniger sauer als das Glas Mineralwasser mit Kohlensäure, das man vielleicht gar nicht so sauer einschätzen würde.
- Frischware wie Zitronen kann sauer oder basisch wirken, je nach Sorte, Reifegrad, Lagerdauer und anderen Faktoren.
- Über die Angaben mancher Lebensmittelchemiker in ihren weitverbreiteten Büchern können wir manchmal wirklich nur schmunzeln. Wer kaut denn schon auf rohen Rosenkohlröschen herum und bekommt von daher eine Übersäuerung...
- Allgemein haben die heutigen Obst- und Gemüsesorten oftmals einen deutlich geringeren Wertstoffgehalt als früher, sodass manche Leute aus Angst vor Mangelerscheinungen lieber konzentriertes Tomatenmark aus Tuben anstatt frische Tomaten essen. Besonders schlaue Geschäftsleute pressen es in Dragees und verkaufen es als Antikrebswirkstoff Lykopin.
- Die Unkenntnis über den Gesamtzusammenhang ist selbst in Fachkreisen weit verbreitet. Es fängt schon bei den Testmethoden an. Sagen Sie mal einem Schulmediziner oder Apotheker, dass man mit einem Päckchen üblicher Harn-Teststreifen auch Speicheltests durchführen kann, die auf den Zustand der Lymphe hinweisen, der eine Übersäuerung viel sicherer zeigt als die vielen sinnlosen Urintests.
- Denn durch die Lymphe manifestiert sich die Übersäuerung in einem frühen Stadium, bevor sie das Blut erreicht, das von den basischen Mineralreserven des Körpers tatsächlich bis auf die Knochen verteidigt wird.

Der Amerikaner Sang Whang führt in seinem Buch „Der Weg zurück

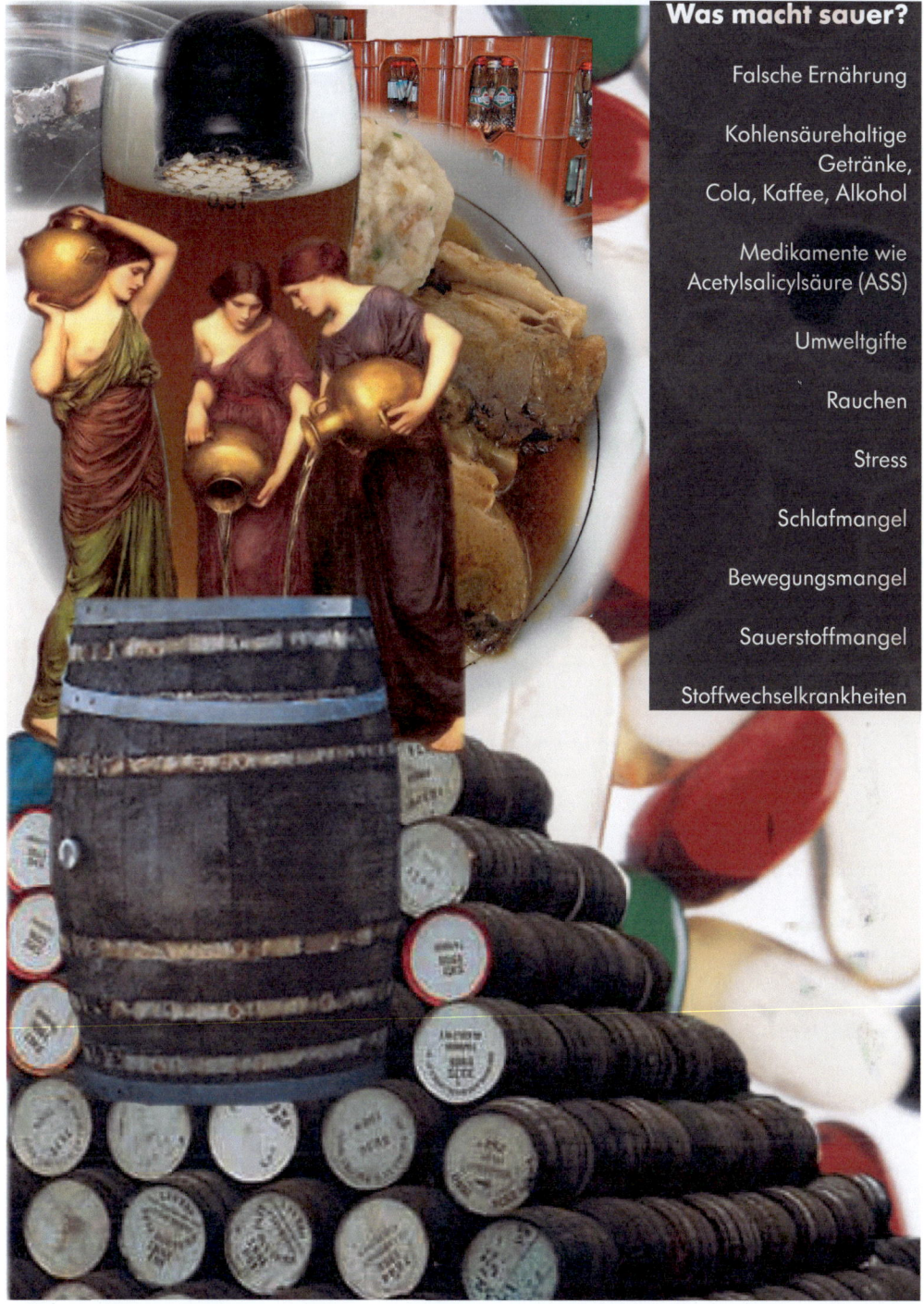

Was macht sauer?

Falsche Ernährung

Kohlensäurehaltige
Getränke,
Cola, Kaffee, Alkohol

Medikamente wie
Acetylsalicylsäure (ASS)

Umweltgifte

Rauchen

Stress

Schlafmangel

Bewegungsmangel

Sauerstoffmangel

Stoffwechselkrankheiten

Säurebildner können sehr süß sein !

in die Jugend" (Reverse Aging) den Alterungsprozess insgesamt auf die Ansammlung saurer Schlacken zurück und trinkt sich mittels basischem Aktivwasser Glas für Glas immer jünger...

- Ein bemerkenswertes Buch! Dahinter steckt das Bild vom Fass, das im Laufe des Lebens überläuft. Wir werden auf Whangs Empfehlungen in Kapitel 3 noch genauer eingehen. Am wichtigsten ist es, die saure Flüssigkeit im Fass kontinuierlich zu verdünnen, damit das, was überläuft, keinen so großen Schaden anrichtet.
- Zumindest kann man damit das vorzeitige Altern ausbremsen.
- Als Schulmediziner, der ich ja auch bin, sieht man funktionierende Nieren als wichtiges Überlaufventil an. Die üblicherweise vorhandene Ebbe-/Flutbewegung beim Urin-pH bringt keine zuverlässigen Aussagen. Ein niedriger, also saurer Harn pH, gegen den heute so viele Scharlatane mit allen möglichen Mitteln ankurieren, zeigt zunächst nur, dass der Körper gut entsäuern kann. Wenn aber die Nierenleistung durch jahrzehntelange Überforderung nachlässt, hat ein völlig übersäuerter Patient möglicherweise gar keinen ungewöhnlich sauren Harn, weil die Nieren nicht mehr nachkommen.
- Man sagt, der große Naturarzt Paracelsus habe Nierenleiden am sauren Atem des Patienten gerochen. Wir bestimmen heute die Nierenwerte im Labor und müssten eigentlich nicht abwarten, bis sich saure Schlackensteine in Nieren und Blase bilden.
- Auch die raffinierteste Entsäuerungsmethode kann allerdings die bereits entstandenen Folgen der Übersäuerung nicht wegzaubern. Oft bleiben Schäden an Nerven, Muskeln, Organen, Herz und Kreislauf. Der Körper verliert seine Regulationsfähigkeit. Doch auch mit einem bereits ramponierten Oldtimer kann man noch lange fahren, wenn man weiß, wie man ihn fahren muss. Bis der letzte Lack ab ist, vergeht oft eine lange Zeit, die es zu nutzen gilt. Für eine Entsäuerung ist es nie zu spät.

Wenn der Organismus irgendwo in den sauren Bereich abrutscht, werden Puffersysteme aktiviert, um einen Säureschaden zu verhindern. Große schnell verfügbare Puffersysteme wie das Natriumbikarbonat liegen im Blut, den Organen und im Bindegewebe. Weitere, sehr wichtige Puffer sind die eingelagerten Reserven an basischen Mineralien.

An welchen Symptomen bemerkt man eine Übersäuerung?

- Nach einer Mahlzeit gehen die Säuren mit einer Runde Vorsprung in Führung. Das Basenteam muss für den Ausgleich sorgen. Dieser Kampf macht müde nach dem Essen. Kritisch wird es, wenn die Basen niemanden mehr auf der Ersatzbank haben.
- Die größte Ersatzbank ist das Knochengerüst mit seinen Calciumverbindungen.
- Dann folgt die Muskulatur mit Magnesium und das Nervensystem mit Kalium.
- Der Zugriff auf die Reserven erfolgt erst, wenn die bluteigenen Vorräte an Calcium,

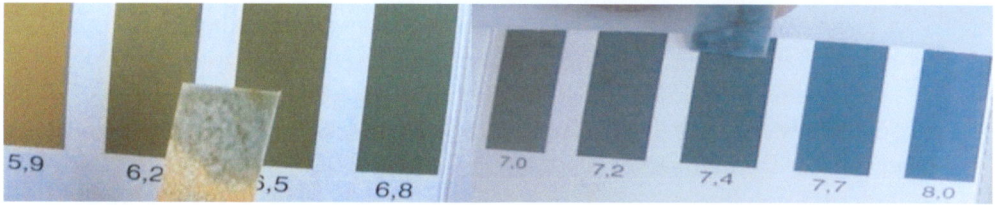

5,9   6,2   6,5   6,8   7,0   7,2   7,4   7,7   8,0

So funktioniert der Speichel-Schnelltest: 3 mal frischen Speichel produzieren und verschlucken. Mit dem vierten (=stimulierten) Speichel den gelben Teststreifen kurz benetzen. Verfärbung sofort mit Farbtabelle vergleichen und pH-Wert ablesen. Alles unter pH 7 ist sauer.

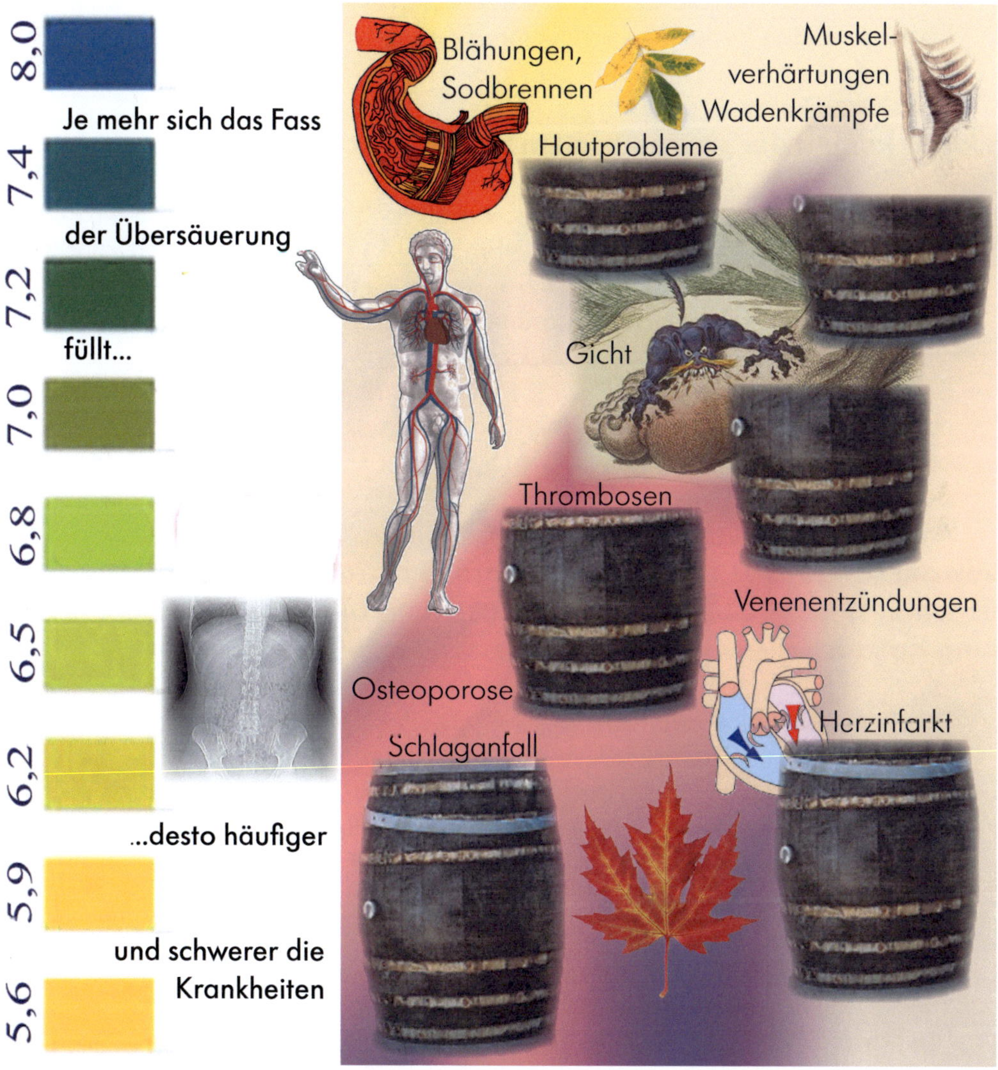

8,0

7,4

Je mehr sich das Fass

7,2

der Übersäuerung

7,0

füllt...

6,8

6,5

6,2

Blähungen,
Sodbrennen

Muskel-
verhärtungen
Wadenkrämpfe

Hautprobleme

Gicht

Thrombosen

Venenentzündungen

Osteoporose

Herzinfarkt

Schlaganfall

5,9

...desto häufiger

5,6

**und schwerer die
Krankheiten**

Magnesium und Kalium zur Neige gehen oder anderweitig beschäftigt sind.

- Dabei bestehen offenbar genetisch unterschiedliche Muster, in welcher Reihenfolge die Ersatzspieler der Basenmannschaft als Puffer aufgebraucht werden.
- Wird den **Nerven** zuerst das **Kalium** entzogen, entwickelt sich eine **nervöse Symptomatik** oder Darmträgheit.
- Greift der Körper eher auf die in den Muskeln eingelagerten **Magnesiumdepots** zurück, machen sich als erstes **Muskelkrämpfe** bemerkbar.
- Werden die **Calciumreserven** zur Pufferung verwendet, von denen das größte Lager sich im **Knochenskelett** befindet, besteht die Gefahr einer **Osteoporose**.
- Am besten funktioniert die Kontrolle mit dem einfachen Test des Speichel-pH. Man kann ihn mit denselben Teststreifen durchführen, die es auch für Urintests gibt. Optimal wäre ein Ergebnis zwischen pH 7,2 und pH 7.4, also im leicht basischen Bereich..

Woher kommt der saure Abfall in unserem Körper?

- Säuren gehören eigentlich zum Alltagsgeschäft des Stoffwechsels. Durch die Zufuhr von Sauerstoff werden Kohlenhydrate verbrannt und als wichtigster Abfall die flüchtige Säure Kohlendioxid erzeugt. Es entstehen aber auch fixe Säuren, wie die Harnsäure aus dem Eiweißabbau oder die Essigsäure aus dem Alkoholabbau, die mit dem Wasserkreislauf über die Niere ausgeschieden werden.
- Unser Körper ist im Normalfall ein disziplinierter Mülltrenner. Fixe Säuren werden über Niere und Haut entsorgt, das flüchtige Kohlendioxid über die Lunge. Was den pH-Ausgleich insgesamt angeht, ist kein System der Entsäuerung in kurzer Zeit so leistungsfähig wie die Lunge.

Von der Lunge reden viele sogenannte „Spezialisten" für Entsäuerung überhaupt nicht. Sie behaupten, dass man allein durch eine Umstellung auf basische Ernährung am besten Entsäuern kann....

- Das ist nur die halbe Wahrheit. Die überschüssigen Säuren stehen sozusagen am Entsorgungsschalter an. Schließlich müssen alle über die Blutpassage zu ihrem Entsorgungsorgan. Wenn wir nun überwiegend basisch und vor allem nicht zu viel essen, wird die Schlange der fixen Säuren nicht so lang. Die flüchtigen haben sowieso immer den Vortritt. Dank ihrer Gasform sind sie schneller und suchen sich notfalls auch über den Darm ihren Weg nach außen.
- Wenn der Mensch die Lunge zu wenig nutzt, sich also zu wenig in frischer Luft bewegt, stauen sich die flüchtigen Säuren. Dabei scheint es immer nach dem Motto zu gehen: Was leichter abzubauen ist und weniger Energieaufwand erfordert, kommt zuerst dran. Das Schlusslicht bilden die Fettsäuren. Sie sind hochenergiereich, aber ihr Abbau kostet

Kraft. Das ist der Grund, warum unser Körper sie im Falle langer Säure-Warteschlangen massenweise stapelt, damit sie nicht dauernd im Weg stehen...

Unsere moderne Ernährung enthält einen hohen Anteil an tierischen Proteinen, also Milch, Fleisch, Wurst, Fisch. Aber auch Weichkäse und Quark, führen zu einer hohen Säurebelastung des Organismus...

- Natürlich bestehen Unterschiede zwischen Eiweiß aus tierischer oder aus pflanzlicher Herkunft. Tierische Eiweiße regen die Verdauungsorgane zu einer höheren Aktivität an, weil sie schwerer verdaulich sind. Deshalb wird auch im Magen vermehrt Salzsäure ausgeschüttet.
- Tierisches Eiweiß wird wegen seiner schweren Verdaulichkeit oft nicht vollständig in Aminosäuren zerlegt, besonders bei eingeschränkter Verdauungsleistung etwa der Bauchspeicheldrüse. Kleinkettige, niedermolekulare Eiweiße können zum Teil unverdaut die Darmwand passieren und dort als Fremdmaterial identifiziert werden. Allergische Reaktionen können entstehen, z.B. in Form der Milchallergie.
- Zudem ist der Einbau in die Zelle schwieriger. Bruchstücke dieser Eiweiße können sich im Bindegewebe oder an den Gefäßwänden ablagern und dort die Durchblutung behindern. Mit der Technik der Vitalblutanalyse lässt sich eine Übereiweißung und Verschlackung des Blutes auf einen Blick erkennen.

Dunkelfeldmikroskopische Vitalblutbilder aus der täglichen Praxis
(Fotos: Dr. med. Walter Irlacher, Bad Füssing)

Die roten Blutkörperchen links unten schwimmen in einem milchigen, von Fäden durchwölkten Plasma. Es ist zäh wie Ei-Klar und behindert ihre Beweglichkeit. Übereiweißtes Blut ist häufig bei fleischreicher Ernährung anzutreffen. Pflanzliches Eiweiß dagegen wird im Darm vollständig zu Aminosäuren abgebaut.

Häufig gehen Eiweißschlacken mit einer durch Übersäuerung bedingten Geld- und

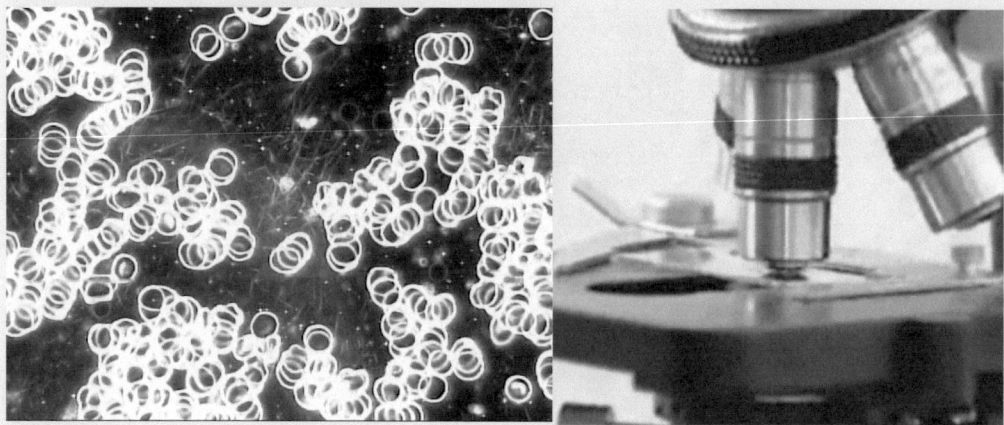

Darmrollenbildung der roten Blutkörperchen einher, wie unten links. Diese Verklumpung kann zu einer regelrechten Kapillarverstopfung führen. Normale rote Blutkörperchen (Bild rechts daneben) stoßen sich gegenseitig ab und können problemlos auch in die kleinsten Gefäße vordringen, um diese mit Sauerstoff zu versorgen und durch Mitnahme von saurem Kohlendioxid zu entsäuern.

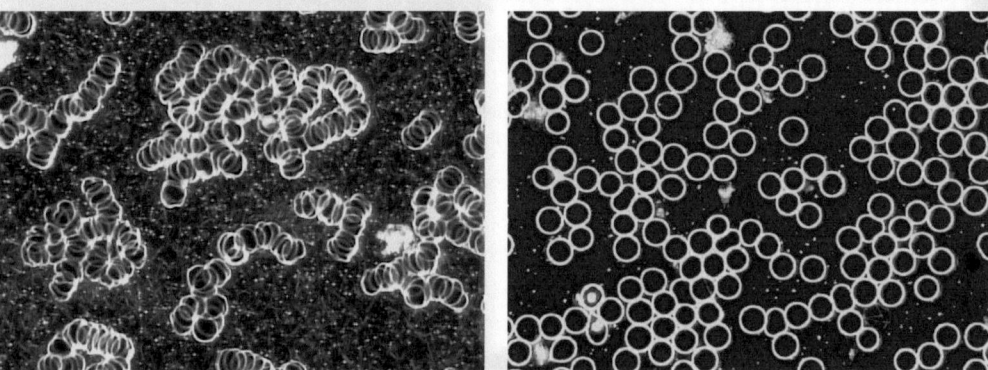

Unten: Saure Eiweißkomplexe neigen generell zur Einlagerung in die Weichteilgewebe. Dies führt zu knotigen Verdickungen an den Gelenken, Schleimbeutelentzündungen und rheumatischen Problemen.

Vor allem Menschen, die viel Fleisch und Wurst essen, besonders auch Weißbiertrinker, neigen zu Harnsäureproblemen. Das Blut reinigt sich von der Harnsäure durch Ausscheidung über die Niere. Da Harnsäure jedoch schlecht löslich ist, neigt sie bei höheren Konzentrationen dazu, in Form von kristallischen Salzen auszufallen, die als hell glänzende Gebilde im Dunkelfeldmikroskop sichtbar werden. Aus ihren Zusammenballungen entstehen Nierensteine oder Gicht. Bevorzugt im Bereich der Großzehengrundgelenke und der Hände, aber auch der Kniegelenke und Ellenbogen treten Gichtattacken auf.

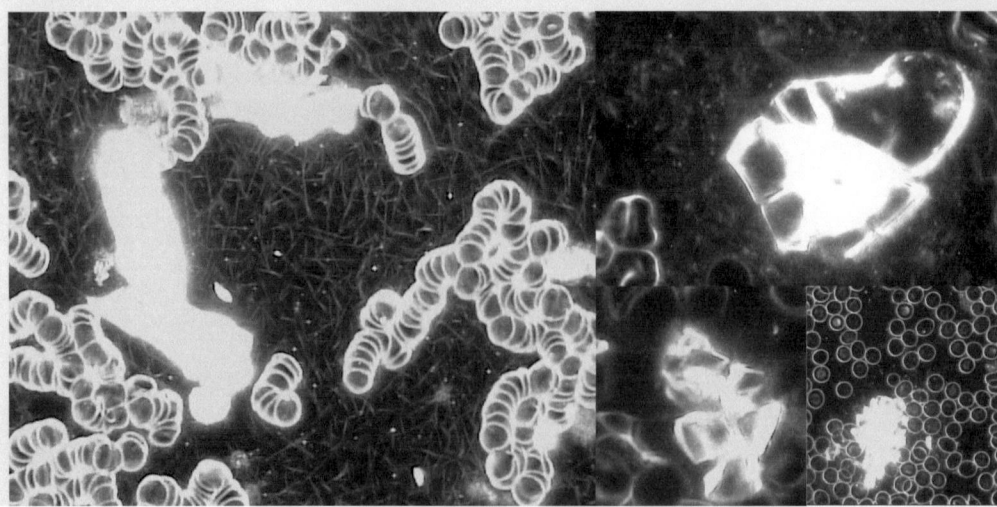

- Die Einlagerung von Säuren erfolgt offenbar nach einem genetischen Muster.

Anstelle der Gicht finden wir bei Frauen meist die sehr schmerzhafte Fingergelenkspolyarthrose, eine Erkrankung, die durch Ablagerung von sauren kalkhaltigen Schlacken an den Fingergelenken entsteht.

- Frauen entwickeln diese Krankheit mit einer Häufigkeit von 30 Prozent, bei Männern sind es dagegen nur 3 Prozent!

- **Rheuma - eine Vielzahl von Krankheiten** verbirgt sich hinter diesem Begriff. Ich sehe das gemeinsame Kennzeichen in einer Ansammlung von Entzündungseiweißen in Sehnen, Muskeln, Bändern und der Gelenksinnenhaut. Fast wie Salzsäure können sie in kurzer Zeit die Gelenke zerfressen und beenden ihre Arbeit erst, wenn alle Gelenksstrukturen zerstört sind.
- Entscheidend ist für mich dabei weniger, ob das nun genetische Ursachen hat oder Folge einer Autoimmunerkrankung ist.
- Wenn ich das Symptom der Übereiweißung mit naturmedizinischen Mitteln mildern kann, lindere ich auch die Folgen der Erkrankung.
- Häufig sind auch weichteilrheumatische Probleme durch Entzündungseiweiß (Bild), wie bei der Polymyalgia rheumatica.
- Auch diese Probleme führen letztendlich zu einer permanent zu langen Warteschlange bei den Entsäuerungsprozessen.
- Wenn mechanische Überforderungen oder seelische Belastungen die Muskulatur dauerhaft in Arbeit versetzen und einen erhöhten Sauerstoffbedarf erzwingen, wird aus der globalen Übersäuerung eine lokale mit akutem Krankheitscharakter.
- Es entstehen breitflächige schmerzhafte Muskelverspannungen, der Muskelhartspann, der ein ganzes Heer von Masseuren beschäftigt.
- Wenn die Verhärtungen nicht beseitigt werden, entstehen Muskelknoten, sog. Myogelosen - stark übersäuerte und mangeldurchblutete Areale, die auch für Massagen schwer zugänglich sind.

Myogelosen können wir fast als eine Art von „Herzinfarkt in der Muskulatur" beschreiben, wenn auch mit weniger dramatischen Folgen.

- Zumindest können aber die auftretenden Schmerzen durchaus dem Schmerz eines Herzinfarkts gleichkommen.

Hand aufs Herz: Tragen nicht auch in der Schulmedizin verbreitete Schmerzmittel mit ihren Nebenwirkungen zur Übersäuerung bei?

- Das steht ja auch bei fast allen Schmerzmitteln im Beipackzettel.
- An erster Stelle sind die Risiken und Nebenwirkungen populärer Arzneimittel wie ASS zu nennen. Die Acetylsalicylsäure ist verantwortlich für Reizungen der Magenschleimhaut und Blutungen im Magen-Darm-Kanal, die oft durch Mikro-Geschwüre in der Schleimhaut erzeugt werden und zu einem schleichenden Blutverlust führen. Das ist wie ständiges Zahnfleisch- oder Nasenbluten, nur dass man es nicht sieht.
- Bei Verdacht machen wir sofort einen Test nach Blutresten im Stuhl (Hämokkult-Test), denn nicht nur die akut lebensgefährliche Magenblutung durch ASS ist eine schwere Gesundheitsbedrohung.
- Gleiches gilt für den Einsatz von Antirheumatika wie Diclofenac. Die Hoffnungen auf nebenwirkungsfreie Cox-2 Hemmer scheiterten an den Nebenwirkungen.
- Der typische Patient mit Herz-Kreislauf-Risiken schluckt ASS, um das Blut dünn zu machen. Weil es aber auch Säure im Magen erzeugt, brauchen viele Patienten als Medikament gegen das Medikament zusätzlich noch einen Säureblocker. Der blockt aber die Übersäuerung nur lokal und bekämpft sie nicht überall.
- Ob ASS die Verthrombung des Blutes bei Daueranwendung wirklich beseitigt, wenn der Patient bereits am Übersäuerungs-Syndrom leidet, scheint mir in vielen Fällen zweifelhaft. Aber nachdem die Schulmedizin ja überhaupt kein Übersäuerungs-Syndrom wahrhaben will, werden solche Arzneimittel auch nicht diesbezüglich getestet.

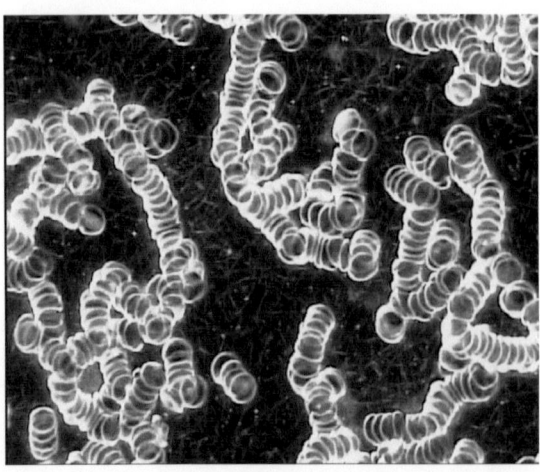

„Eine Vitalblutanalyse ist bei mir völlig überflüssig!" erklärte diese Patientin. „Ich bin von meinem Hausarzt mit ASS eingestellt und nehme es seit Jahren."

Tatsächlich zeigte sich eine starke Übereiweißung und Übersäuerung, die sich in einer Verklumpung der roten Blutkörperchen und feinen Eiweißfäden im Hintergrund darstellte.

Thrombozyten-Aggregationshemmer zeigen leider nicht immer die gewünschte Wirkung. Schon gar nicht auf Dauer.

Herr Dr. Irlacher. Ihre Wirkungsstätte ist Bad Füssing, einer der größten Kurorte Europas. Wie sehen die Alternativen zur Schulmedizin aus?

- Entsäuerung und Entschlackung sind absolut fundamental. Für beides spielt Sauerstoff eine viel wichtigere Rolle als vielfach angenommen. Er wird in Lunge und Darm gleichermaßen zur Sanierung benötigt.
- Schmerzreduktion durch Bade-Kur und Aktiv-Kur.
- Akupunktur und Neuraltherapie als sanfte Alternativen ohne Nebenwirkungen bei der Schmerzbehandlung.
- Schmerzbewältigungsstrategien, Entspannungstechniken und moderne Methoden der Stressbewältigung wie Bio-Feedback.
- Arzneimittelreduktion mit zeitgemäßen Mitteln wie basischem Aktivwasser und pulsierenden Magnetfeldern. Oft sind sie sogar noch effektiver als die Medikamente. Beispiele dazu werden wir in den Kapiteln über die Trink-Kur und Aktiv-Kur darstellen.

Entsäuerung ist ein Routinevorgang des Körpers. Warum ist das Übersäuerungs-Syndrom auf dem Vormarsch?

- Unter widrigen Umständen kann auch das völlig Normale zu einem Riesenproblem werden.
- Die Hauptsünde besteht nicht im Tun, sondern im Nichtstun.
- Wir gehen darauf noch ausführlich in Kapitel 6 ein, das sich mit der Bewegung befasst. Es ist tatsächlich ein weit verbreiteter Irrglaube, dass falsche Ernährung der Hauptschuldige am Übersäuerungs-Syndrom ist. Nichtstun heißt mangelnde Bewegung, mangelnde Bewegung heißt mangelnde Atmung, mangelnde Atmung heißt Sauerstoffmangel, und wenn kein Sauerstoff in den Körper gepumpt wird, kann auch kein Kohlendioxid abgeatmet werden.
- Wenn wir gar nicht atmen, sterben wir nicht etwa an Sauerstoffmangel, sondern an Übersäuerung durch zu viel Kohlendioxid im Körper. Darum ist Sauerstoff von so fundamentaler Bedeutung für die generelle Entsäuerung und den Kurerfolg.

Außer dem Nichtstun blockiert auch Stress den Atem. Stress führt zu Angst. Angst führt zur Verkrampfung der Atemmuskulatur bei erhöhtem Herzschlag und Sauerstoffbedarf, der nicht befriedigt wird...

- Der Psycho-Faktor Stress hat bis zu 70 % Schuld an der Übersäuerung!
- Ein erfolgreiches Kurkonzept beinhaltet auch Stressmanagement.
- Termindruck muss ebenso vermieden werden wie eine Überanstrengung durch zu viele Therapien.

Ganz unschuldig ist die Ernährung aber doch nicht!

- Die Zusammensetzung der Ernährung ist oft das Hauptthema von Gesundheitsaposteln. Aber der Frust durch nicht abgebauten Stress ist viel stärker als jeder Glaube an Diätformeln und die Begeisterung für sogenanntes „Gesundes Essen".
- „Falsch-Food" hat immer wieder Vorfahrt, weil es konstruiert wurde, um uns kurzfristig stressfreier zu machen.
- Nahrungsgenuss ist wahrscheinlich der größte Relaxing-Faktor unserer westlichen Welt. Essen schafft Entspannung. Viel Essen steigert sie bis zur Müdigkeit und Erschöpfung. Endlich Ausruhen! Fettleibigkeit ist daher meist nichts anderes als die allmächtige Kur-Sehnsucht des Menschen. Übergewicht ist auch eine Stressfolge.

Die Schulmedizin bietet Beruhigungspillen. Welches Anti-Stress-Konzept hat die Naturmedizin?

- Da ist vor allem die Bade-Kur zu nennen, die wir im Bewegungskapitel beschreiben. Sie beschäftigt den Körper ebenso intensiv mit ungewohnten Aktivitätsformen wie mit ungewohnten Reizen. Auf einmal muss Wärme nicht mehr durch Nahrung erzeugt werden, sondern kommt durch Thermen oder Schwitzbäder von außen. Fantastisch! Diesen Zustand kennen wir schon aus unserer embryonalen Lebensphase, deswegen ist er wahrscheinlich so beliebt!
- Die Provokation und damit die Rückbesinnung des Systems Mensch gelingt durch die klassischen Mittel der Kurmedizin eigentlich immer.
- Und dann natürlich das Fasten, das früher nicht der Kurarzt, sondern der Kirchenkalender gemanagt hat! Heilfasten ist keine neue Diätform. Fasten heißt heute nicht mehr fast nichts, sondern eine Zeitlang gar nichts mehr essen. Nur Trinken. Unter ärztlicher Aufsicht.
- Wie das prima funktioniert, beschreiben wir im Kapitel 5 über das Heilfasten.

Wenn ich recht sehe, sind die Kapitel dieses Buches also eine Art Service-Checkliste für das „Automobil Mensch".

- So ein Bild kann man zum besseren Verständnis durchaus malen:
- Entsäuerung als Ölwechsel und Abschmierdienst
- Sauerstoff-Kuren als Reinigung des Vergasers
- Trink-Kuren als Kraftstoff-Verbesserung und Rostschutz
- Licht-Kuren als Fenster-Reinigung
- Aktiv-Kuren als Neuzulassung und
- Bade-Kuren als Probefahrt mit dem Kurarzt als Fahrlehrer.

Dann funktioniert die alte und die neue Kurmedizin also eigentlich immer mit denselben Mitteln: Baden, Trinken, Luft, Licht und Bewegung.

- Natürlich! Nur dass wir heutzutage alle diese fünf klassischen Reizmittel der Naturmedizin viel besser verstehen. Dadurch ist es mit Hilfe moderner Technik auch möglich geworden, jeden einzelnen Kurfaktor zeitgemäß zu perfektionieren.

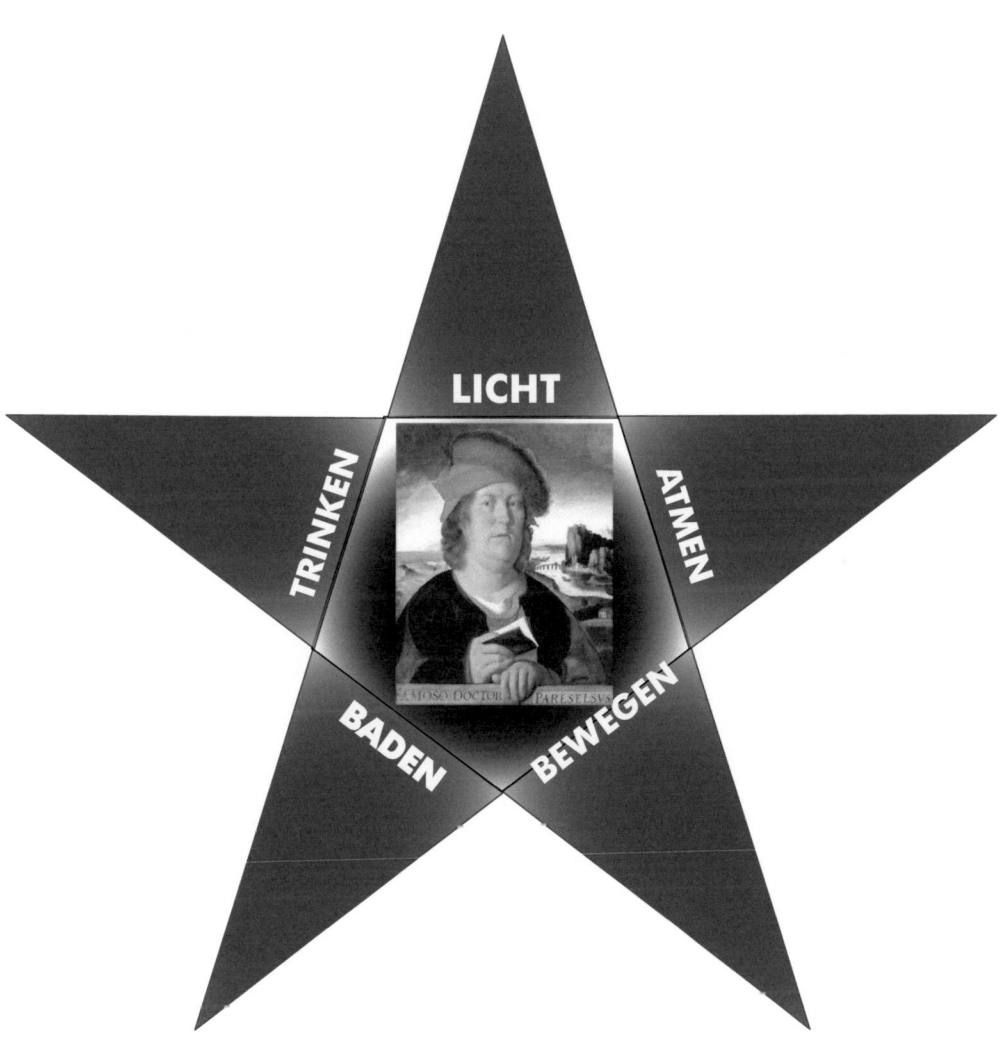

Kapitel 2

Die Luft-Prüfung
Sauerstoff rein - Übersäuerung raus

Als der Sauerstoff seinen Namen bekam, glaubte man, er sei für die Säureeigenschaften in der Chemie verantwortlich. Ein Irrtum, denn dafür ist der Wasserstoff zuständig, das Hydrogenium. Seitdem spricht man von der „Potentia Hydrogenii", der Kraft des Wasserstoffs, wenn man Säuren misst, kurz pH. In diesem Kapitel erfahren Sie, wie man mit Sauerstoff wirksam entsäuern kann.

Der Sauerstofftank des Automobils Mensch ist eigentlich nur ein winziger Reservetank. Wenn wir etwa beim Tauchen die Luft anhalten, ist er in wenigen Minuten verbraucht. Wir müssen ihn viel öfter nachfüllen als Wasser oder Nahrung. Die Straße des Sauerstoffs durch den menschlichen Körper ist die arterielle Blutbahn. Doch wenn das Blut die halbe Runde gemacht hat, haben die roten Blutkörperchen, die ihn transportieren, den Sauerstoff längst abgeladen und nehmen sauren Abfall in Form von Kohlendioxid zurück zur Lunge. Das Blut ist dann dunkel geworden und die Adern heißen Venen. Der eigentliche Sauerstofftank des Menschen ist die Atmosphäre der Erde, ein ganz besonderer Mix von Gasen, der eine Vielzahl von organischen und anorganischen Staubteilchen mit sich führt. Die Luft selbst ist nicht vom Himmel gefallen, sie ist zu einem sehr großen Teil ein Abfall der verschiedenen auf der Erde lebenden Arten. Des einen Abfall ist des anderen Kraftstoff. Uns vitalisiert Sauerstoff, der Abfall der Pflanzen, diese wiederum freuen sich über unser Kohlendioxid. Wenn wir zu viele Pflanzen zerstören, müssen sich unsere Politiker zu Klimakonferenzen treffen, um das Produktionsgleichgewicht zwischen Sauerstoff und Kohlendioxid wieder herzustellen.

Herr Dr. Irlacher. Sie sind Facharzt für „Balneologie und Klimatologie", also für „Badekuren und Luftkuren"?

*   Tatsächlich muss man als Kurarzt in beiden Bereichen Sachkunde erwerben, selbst wenn man dann in der Praxis, wie viele Kollegen, hauptsächlich Bademedizin betreibt. Obwohl ich meine Praxis in einer Therme habe, spielt bei uns die Luftkur ebenfalls eine zentrale Rolle. Dies hängt mit der Übersäuerung der meisten Kurpatienten zusammen. Und Sauerstoff ist der Turbo unter den Entsäuerungsmitteln.

Nun besteht auch die gute Luft von Kurorten ja aus einem Gemisch von Gasen sowie bis zu 3 Prozent Wasserdampf..

- Das meiste, 78 Prozent, ist Stickstoff.
- Etwa 21 Prozent sind Sauerstoff.
- Das restliche 1 Prozent unserer Luft besteht größtenteils aus dem reaktionsträgen Edelgas Argon und zu 0,034 Prozent aus dem „Treibhausgas" Kohlendioxid.
- Weil dessen Anteil immer weiter ansteigt, müssten wir eigentlich mehr Pflanzen auf unserem Planeten ansiedeln, die das Kohlendioxid in Sauerstoff verwandeln. Aber wir tun das Gegenteil und roden einen Regenwald nach dem anderen.
- Die Kurmedizin ist schon lange auf den Gedanken gekommen, dass ein Zusatzangebot von Sauerstoff über Inhalationsmasken die Idealform einer Luftkur darstellt. Dieser Gedanke bildet die Grundlage der Sauerstoff-Therapie, die früher nur in der Intensivmedizin zum Einsatz kam.

Kann der Körper das erhöhte Sauerstoff-Angebot überhaupt nutzen? Es gibt doch eine Sättigungsgrenze, über die hinaus die roten Blutkörperchen gar keinen Sauerstoff mehr aufnehmen können?

- Die Sauerstoffsättigung zeigt uns den Anteil des roten Blutfarbstoffs an, der mit Sauerstoff gesättigt ist. 100 % Sättigung sind ein in der Praxis selten erreichter Wert. 97% sind realistischer. Innerhalb eines Blutkreislaufs sinkt die Sättigung bis auf etwa 73 %. Es steht also im Normalfall nur der Unterschied von 24 % zur Verfügung.
- Übersäuerung verschlechtert die Aufnahmefähigkeit für Sauerstoff.
- Durch Umweltgifte wie Kohlenmonoxid vampirisiert, dümpeln viele rote Blutkörperchen ihr ganzes Leben lang ungenutzt durch den Kreislauf.
- Allgegenwärtiger Stress, wahrscheinlich auch durch Elektro-/Magnetosmog, behindert die natürliche Sauerstoffaufnahme.

Viel wichtiger als die theoretische Sättigungsgrenze ist der Sauerstoff-Partialdruck. Er zeigt, wie viel Sauerstoff gerade von den Blutzellen zu den anderen Zellen durch das Plasma unterwegs ist. Dieser aktive Sauerstoff dokumentiert die Vitalität eines Menschen unbestechlich.

- Ein weiterer wichtiger Faktor ist die Zahl der roten Blutkörperchen, die überhaupt für den Transport zur Verfügung stehen. Ein Mensch mit 80 kg hat etwa 6 Liter Blut, die im Minutenrhythmus zirkulieren. Hochleistungssportler trainieren in der sauerstoffarmen Höhenluft, um den Körper zur vermehrten Bildung von Blutkörperchen anzuregen, die etwa 3 Monate leben. Dadurch schaffen sie sich vorübergehend einen Reservetank, der dann bei Hochleistung in tiefer gelegenen Regionen eine höhere Leistung ermöglicht. Diese Form von Doping durch Blutkörperchenvermehrung ist aber nur für jemand sinnvoll, der ständig im Hochleistungsbereich unterwegs ist. Bei einem überwiegend sitzenden Lebensalltag wäre dies eher eine Belastung.

- In der von uns weiter entwickelten medizinischen Sauerstofftherapie geht es auch auf dem Laufband oder Fahrradergometer überhaupt nicht um Muskelleistung, sondern wir verbessern die Bereitschaft der roten Blutkörperchen, den Sauerstoff aufzunehmen. Dies geschieht mittels des sogenannten QANTOX®-Verfahrens.

- Beim QANTOX®-Verfahren durchströmen pulsierende Magnetfelder aus einem Quanten-Resonanz-System den ganzen Körper. Messungen an der Universität Saarbrücken haben eine Steigerung des Sauerstoff-Partialdrucks um über 70 % nach 8 Minuten Anwendung gezeigt. Dies mag der Grund dafür sein, warum sich viele Leistungssportler solcher Systeme bedienen. Aber selbst schwerstkranke Unfallopfer reagieren nach einer wissenschaftlichen Studie an der Universität Graz innerhalb von zwei Wochen mit einer signifikanten Verbesserung des Sauerstoff-Partialdrucks. Bei der QANTOX®-Kur kombinieren wir den Effekt des Quanten-Resonanz-Systems mit der Inhalation von medizinischem Reinsauerstoff und können regelmäßig selbst an sehr problematischen Alterspatienten deutliche Verbesserungen des Sauerstoff-Partialdrucks dokumentieren.

Rückgang des Sauerstoff-Partialdrucks im Alter

(Torr)

Verlangsamter Rückgang
- sportliches Training
- Entspannter Lebensstil
- Gesunde Atmung

Beschleunigter Rückgang
- Bewegungsmangel
- Stress
- Bluthochdruck

Therapiebereich

Normaler Rückgang (nach Loew-Thews)

Lebensjahre

Selbst im Alter von 80 Jahren kann man noch **80 Torr** ansteuern!

mea.O₂

Der Sauerstoff-Partialdruck (Torr-Wert) ist ein fundamentaler Vitalitätsanzeiger. Statistisch geht die grüne Linie im Laufe des Lebensalters zurück. Das ist kein Schicksal! Mit zwei Wochen QANTOX®-Kur kann man den Torr-Wert auch in hochproblematischen Fällen längerfristig verbessern.

Kritiker der Sauerstofftherapie sagen, reiner Sauerstoff sei ungesund, weil damit auch mehr freie Radikale entstehen.

- Reiner Sauerstoff gehört nicht in Laienhände. Er wirkt wie ein Medikament, dessen Einsatz ein Arzt kontrollieren muss. Warum führen wir überhaupt eine Sauerstoffbehandlung durch? Wir sprechen von einer Kurmaßnahme, genauer gesagt einer oxidativen Reiztherapie, bei der wir die eingeschlafenen Reserven des Körpers zur Aktivität anregen. Dafür ist immer ein Kickstart mit Vollgas nötig, nämlich je nach Zustand unseres Fahrzeugs 6 - 20 Liter puren medizinischen Sauerstoffs pro Minute, und zwar in 100 Prozent reiner Form. Nur diese hohe Sauerstoffmenge kurbelt die Energieproduktion im Körper an, indem sie den Ofen kräftig anschürt! Dabei kommt es natürlich auch zu mehr „Asche" in Form von freien Radikalen. Die sind aber alltäglich und durch gleichzeitige Verabreichung hochwertiger Radikalfänger auch in der Vollgasphase vollkommen beherrschbar.

Auf Sparflamme wird niemand gesund. Aber der Mensch hat nun mal einen Verbrennungsmotor, und wenn ich auf der Gesundheitsstraße ein paar Gleichaltrige überholen will, muss ich nicht nur Gas geben, sondern auch die Bremsbereitschaft durch Antioxidantien erhöhen.

- Zuerst müssen wir verstehen, was der Sauerstoff überhaupt in unserem Körper bewirkt. Sauerstoff verbrennt Strukturen unter Freisetzung von Energie. Neben dem Energiegewinn entsteht dabei aber auch so etwas wie Asche.
- Freie Radikale sind zunächst mal nicht nur Abfall. Sie sind die allgemeinste Form von Antibiotika, weil sie aus biologisch brauchbaren Bestandteilen Molekülgemische erzeugen, die ohne biologischen Nutzen sind. Das macht die freien Radikale in unserem Körperhaushalt zu unverzichtbaren Kampfstoffen gegen Eindringlinge. Sie attackieren Aminosäuren, Fette, Zellmembranen und Zellorganellen.
- Ohne freie Radikale könnten wir Unerwünschtes überhaupt nicht von Erwünschtem trennen. Unsere Immunzellen sind die Putztruppe, freie Radikale sind die Putzmittel unseres Körpers. Sie werden benutzt, wie wir zum Tellerwaschen ein Geschirrspülmittel benutzen.
- Natürlich wollen wir nicht, dass das Spülmittel auf dem Teller verbleibt. Und hier - nicht in dem Vorhandensein der freien Radikale selbst - liegt das Problem. Bevor wir die Teller abtrocknen, fliegt uns nämlich von außen schon wieder neuer Schmutz drauf. Nicht die selbst erzeugten, sondern die von außen eindringenden freien Radikale lassen das Problem aufkommen, dass die Radikale auch unsere eigenen Zellen wegputzen.
- Was macht nun die freien Radikale so unbeliebt? Sie sind Elektronenräuber. Sie sind einer positiv ionisierenden Strahlung vergleichbar, die sich wie eine Kettenreaktion

durch den Körper fortpflanzt. Man stelle sich vor, Menschen stehen in einer riesigen Schlange vor dem Einwohnermeldeamt, und der letzte in der Reihe stiehlt dem nächsten seinen Personalausweis. Bevor der Schwierigkeiten damit bekommt, seine Existenz bei den Behörden zu beweisen, klaut er dem nächstvorderen in der Reihe seinen Ausweis, dieser wiederum dem nächsten und so weiter...

- Das Problem mit den freien Radikalen des Sauerstoffs kommt von den weltweit stark angestiegenen Verbrennungsaktivitäten. Außer mit unserer eigenen Verbrennungs-asche müssen wir auch mit der aus unserer Umwelt fertig werden. Dafür ist der Mensch aber nicht gebaut. Wir müssen also bei einer Kurmaßnahme dem Körper beibringen, mit einer Überzahl von freien Radikalen fertig zu werden. Für dieses Training kurbeln wir die eigene Verbrennung mit Sauerstoff an. Der Trick dabei ist, dass wir dabei ei-nen Sauerstoff einsetzen, der das Einfangen der freien Radikale schon im Rucksack dabei hat.

Damit meinen Sie, dass der therapeutische Sauerstoff vor der Inhalati-on mit Elektronen aufgeladen wird. Diese kann er abgeben und macht dadurch freie Radikale unschädlich...

- Diese Aufladung nennt man Negativ-Ionisierung. Die negativen Sauerstoffionen sind sozusagen die antioxidativen Vitamine der Luft.
- Klassische Luftkurorte zeichnen sich durch einen Überschuss an negativen Ionen in der Luft aus. Vor allem im Hochgebirge, am Meer, im Nadelwald und an Wasserfäl-len hat die Luft einen reichen Überschuss an solchen Luftvitaminen. In der Natur wird ja nicht nur der Sauerstoff ionisiert, wenn der Luftstrom durch die Nadelwälder oder den Wasserfall geblasen wird und sich mit Elektronen anreichert. Auch die herumflie-genden Elektronenräuber, also alle positiv geladenen Feinstäube wie Rauch bekom-men ihr Elektron ab, sie ballen sich zu grobem Staub und fallen herunter. Deswegen ist die Luft an solchen Orten so rein wie nach einem Gewitter, also einer gewaltigen Luftentladung.

Die negativen Luftionen sind also auch im Alltag wichtig?

Wenn mehr positive als negative Ionen in der Luft sind, reagieren sensible Menschen mit Depressionen, Migräne, Schlafstörungen, Kreislaufbeschwerden, Narben- und Wundschmerzen sowie allgemeinem Unwohlsein und Gereiztheit. Die Ionendichte pro Kubikzentimeter spielt für das Wohlbefinden eine große Rolle:

Wasserfall/Wald: 50.000	Gebirge, Meer: 5.000
Wiesen/Kurpark: max. 1.500	Stadtpark: max. 800
Bürgersteig: max. 200	Stadtwohnung: max. 50
Büro: max. 25	

- Absolut! Leider bekommen die meisten Menschen im Alltag nicht viel von dieser Wasserfall-Luft ab. In einem geschlossenen Raum werden es mit jedem Atemzug weniger negative Luftionen, und selbst das beste Raumklima kippt allmählich zugunsten der positiven Ionen um. Etwas Ähnliches passiert natürlich an Orten, wo besonders viele positive Ionen erzeugt werden: In einem Autotunnel, beim Rauchen einer Zigarette, in einer Umgebung mit vielen synthetischen Fasern etc. Mit Raumluft-Ionisatoren kann man aber mit geringem Aufwand für ein besseres Klima zuhause sorgen. Ich bin überzeugt, dass wir viel weniger Erkältungskrankheiten, Asthma und Allergien hätten, wenn solche Geräte zur Standardausrüstung in Büros und Wohnräumen gehören würden.
- Gute Raumluft-Ionisatoren arbeiten zusätzlich mit keimtötendem UV-Licht. Eine unangenehme Eigenschaft der Luft besteht ja darin, ansteckende Bakterien und Viren zu übertragen. Nur luftgängige Keime können eine weiträumige Seuche auslösen.
- Das saisonale Feinstaubproblem der Blütenpollen bekommen vor allem die Allergiker

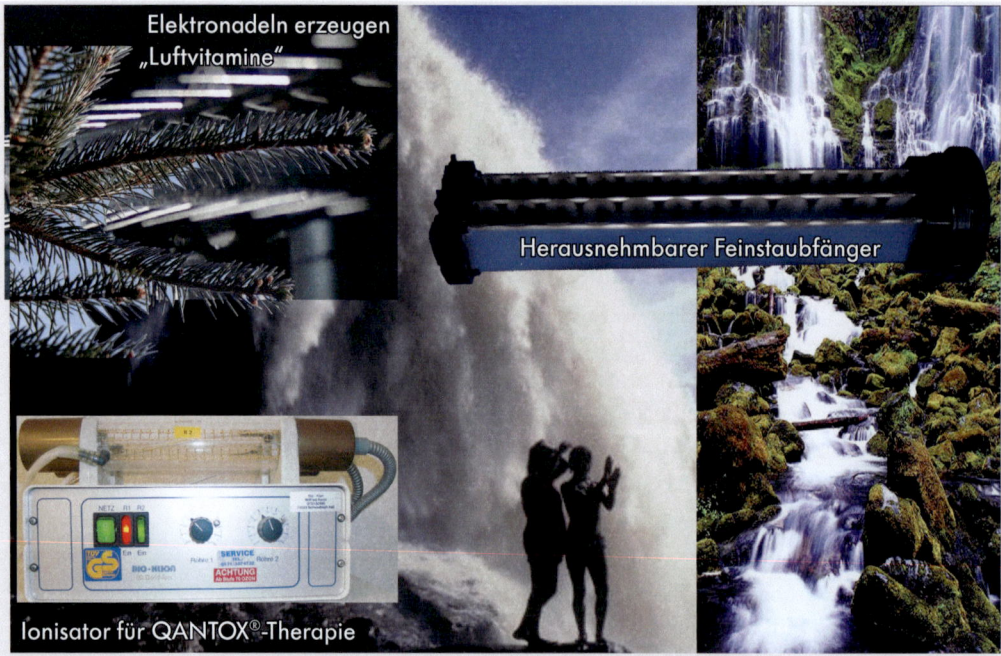

Elektronadeln erzeugen „Luftvitamine"

Herausnehmbarer Feinstaubfänger

Ionisator für QANTOX®-Therapie

Mit seinen spitzen Elektronadeln imitiert ein Luftionisator zuhause die Luftreinigung in der unberührten Natur durch Wasser, Nadelwald und Gebirge. Der gesundheitsschädliche Feinstaub wird ins Gerät gezogen und kann mit einem feuchten Tuch einfach vom herausnehmbaren Innenteil abgewischt werden. Links unten ein professioneller Gold-Ionisator, wie er bei der QANTOX®-Sauerstofftherapie verwendet wird. Negativ geladener Sauerstoff wird vom Körper bevorzugt verwertet, weil er mehr Elektronen, also mehr Energie mit sich führt.

zu spüren. Für sie gibt es auch mobile Ionisatoren, die man um den Hals hängt.

- Ein neuerer, weil vom Menschen verursachter Problemkreis, ist der industrielle Feinstaub, der sich durch körpereigene und die üblichen technischen Filter nicht bändigen lässt. Man macht ihn für viele Lungenkrankheiten verantwortlich und für einen Großteil der Allergien und asthmatischen Probleme. Am Feinstaubfänger des Ionisators kann man ihn einfach abwischen. Inzwischen gibt es auch Ionisatoren, die man an den Zigarettenanzünder im Auto anschließen kann.

- Der größte Wahnsinn ist natürlich das Rauchen. Wer raucht, verzichtet auf den verdünnenden Abstand zu Verbrennungsherden und lässt Wolken von positiv geladenen Elektronenräubern in seinen Körper gelangen. Wo soll man all die notwendigen Antioxidantien her bekommen? Vitamin C schlucken hat leider eine Obergrenze durch die Aufnahmekapazität. Darauf werden wir an anderer Stelle noch eingehen.

- Fazit: Wer wenig natürliche Frischluft bekommt, sollte mit technischen Mitteln dafür sorgen. Unser Organismus schützt uns nicht vor den gefährlichen Feinstäuben.

- Wer schon chronisch krank ist, hat den Feind aus unserer ungesunden Umgebungsluft bzw. die Wirkungen des Feindes schon in seinem Körper. Da genügt es nicht, weitere Elektronendiebe am Eindringen zu hindern.

- Man muss die verklebten und verschlackten Putztruppen des Körpers befreien und zu verstärkter Tätigkeit anregen, um den in Jahrzehnten im Gewebe eingelagerten Müll aus dem Körper hinaus zu bringen. Da mit der Verschlackung immer eine Übersäuerung verbunden ist, ist eine massive Entsäuerung das Fundament jeder naturmedizinischen Kurmaßnahme. Der reine, ionisierte Sauerstoff hat dabei eine Schlüsselrolle, weil er zum einen durch einen Energieschub aufweckt und den Stoffwechsel hochfährt, gleichzeitig aber auch zu einer massiven Entsäuerung über die Lunge führt.

- Die Sauerstofftherapie ist die wesentliche Basis einer jeden Generalüberholung des Automobils Mensch. Denn wenn der Vergaser streikt, nützt der beste Kraftstoff nichts.

Damit ist der Luft-Service eine der wichtigsten Kurmaßnahmen...

- Ja. Weil er uns eben den Turbo-Entsäuerer Sauerstoff bietet. Den brauchen wir nicht zuletzt deshalb, weil wir das Kurziel in immer kürzerer Zeit erreichen müssen.

- Ein schlecht ziehender Ofen sammelt Rückstände an, bis er eines Tages nicht mehr heizt, sofern er nicht regelmäßig gereinigt wird.

- Als Kurarzt ist man tatsächlich immer ein bißchen Fahrlehrer. Auch die Sauerstofftherapie ist dabei so etwas wie eine Fahrstunde auf der Autobahn.

- Am schnellsten kann der Ofen natürlich entrußt werden, wenn man nicht nur im Therapiestuhl sitzt, sondern sich dabei sportlich bewegt. Je nach Vorliebe und Bewegungsfähigkeit stehen dem Patienten zum Aktivtraining Fahrradergometer, Laufband und semi-aktive Bewegungsgeräte zur Verfügung (Näheres in Kapitel 7).

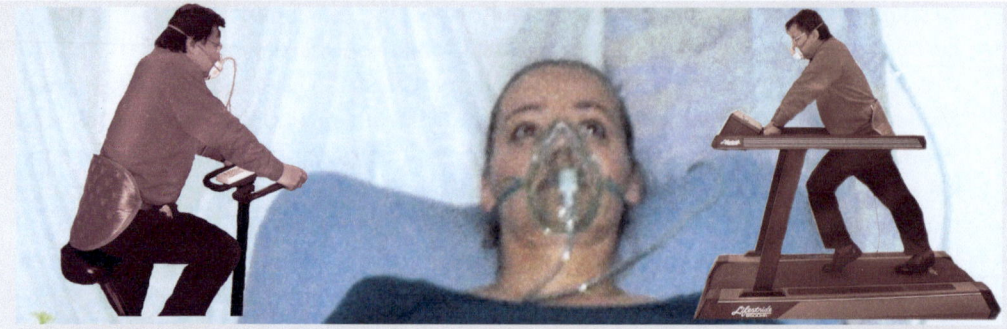

Schon die alte Sauerstoff-Mehrschritt-Therapie nach Manfred von Ardenne kannte das Ruhe- und Aktiv-Verfahren. Beim QANTOX®-Verfahren sind in den Therapiesessel noch Applikatoren eines Quanten-Resonanz-Systems eingebaut, welche die Aufnahmebereitschaft für Sauerstoff erhöhen. Beim Ruheverfahren werden pro Minute etwa 6 Liter medizinischer Sauerstoff (100%) verabreicht. Im Aktivverfahren sind es ca 20 Liter. Solche Mengen können Heimkonzentratoren nicht liefern.

Herr Dr. Irlacher, sinngemäß haben Sie den „Luft-Service" in der modernen Form mit Reinsauerstoff, Antioxidantien und Quanten-Resonanz-Systemen als die grundlegendste Werterhaltungsmaßnahme des Automobils Mensch bezeichnet. Aber wann ist sie erstmals fällig? Wohl kaum, wenn man sich fix und fertig und reif für eine Kur fühlt?

- Menschen, die voll in Fahrt sind, ignorieren oft die Alarmsignale. Erst wenn die Störungen einen Leidensdruck entfalten, wird der Arzt konsultiert. Dann ist es leider oft zu spät für regenerierende Konzepte, und chemische Keulen müssen einen Prozess aufhalten, der um Jahre zu spät erkannt worden ist. Manche halten es tatsächlich für schicksalhaft, wenn der Gefäßchirurg mit seiner modernen Technik eingreifen muss: Bypass und Stent - da kann die Krankenkasse trotz der hohen Kosten nicht mehr nein sagen, weil es um echte Notfälle geht.
- Der Notstand ist aber das Schlusslicht eines langsam sich entwickelnden Defizits, und dafür gibt es vorher zahlreiche Warnlampen, bevor der Wagen stehen bleibt.

Niemand wird glauben, dass mit der Reparatur einer Warnlampe der Schaden beseitigt ist. Der Notfall besteht weiter.
Aber muss man es denn überhaupt zum Notfall kommen lassen?

- Am deutlichsten blinken die Warnsignale im Bereich des zentralen Nervensystems und des Herzens. Aber bis es dahin kommt, gibt es viele Vorboten:
- Konzentrationsstörungen, Denkschwierigkeiten

- Müdigkeit, Schwindel und Gleichgewichtsstörungen - sie sind Ausdruck einer Mangeldurchblutung des Gehirns und zeigen sich oft in einem früheren Stadium als gemeinhin angenommen.

- Gerade Organe, die einen hohen Leistungszustand und damit großen Sauerstoffbedarf haben, weisen frühe Alarmsignale einer Sauerstoffunterversorgung auf. Dazu zählen auch Herz, Auge und Ohr.

- Atemnot und Beklemmungen, Sehstörungen und Tinnitus sowie Hörsturz und akuter Schwindel sind Beispiele dafür.

- Viel zuwenig bekannt ist die Tatsache, dass gerade das Immunsystem mit seinen Abwehrleistungen auf eine ausreichende Sauerstoffversorgung angewiesen ist - mit fatalen Folgen für die gesundheitliche Gesamtentwicklung. Denn Immunschwächen führen letztlich auch zu einer gestörten Entgiftungsleistung des Organismus und damit zu einem vorzeitigen Altern und beunruhigenden Abbauerscheinungen.

- In jungen Jahren reicht es, sich durch regelmäßige Bewegung und Training in der frischen Luft im Rahmen einer Luft-Kur auf privater Basis gesund zu erhalten. Kein Mensch käme schließlich auf die Idee, sich ein Bergwochenende oder einen Urlaub am Meer von der Krankenkasse bezahlen zu lassen.

Aber wenn Krankheiten des Kreislaufsystems, eine gestörte Erholungsfähigkeit des Organismus oder Immundefizite auftreten, reicht das Frischluftwochenende sowieso nicht mehr! Hier brauchen wir einen Turbo, der das schlecht versorgte Gewebe mit Nachdruck regeneriert und reguliert, also reinen ionisierten Sauerstoff.

- Nachdem die in diesem Kapitel dargestellten Luftkur-Methoden als Prophylaxe, also Vorbeugung gelten, gibt es von den Krankenkassen praktisch keine Erstattung für die entsprechenden Maßnahmen. Trotzdem kommen Patienten, die einmal solche Programme aus eigener Tasche bezahlt haben, immer wieder, weil sie ebenso wie wir Naturmediziner von der Richtigkeit überzeugt sind und die positiven Effekte spüren.

Wenn der Sauerstoff so fundamental ist, warum empfehlen Sie dann nicht die Anschaffung von Sauerstoffgeräten für zuhause?

- Einen Ionisator für die Raumluft empfehle ich wirklich jedem. In unseren Wohn- und Arbeitsräumen haben wir viel zu wenig Luftvitamine, also negative Ionen.

- Aber Sauerstoff-Konzentratoren sollten ohne ärztlichen Rat nur mit Vorsicht eingesetzt werden. Ihr hauptsächlicher Einsatzzweck sind ja eigentlich schwere Störungen der Lungenatmung, bei denen die Sauerstoffaufnahme elementar gefährdet ist.

- Wer so ein Sauerstoffgerät ausschließlich zur Vitalitätssteigerung erworben hat, sollte es keinesfalls ständig benutzen. Denn auf Dauer passiert der umgekehrte Effekt des Höhentrainings der Leistungssportler. Es werden weniger rote Blutkörperchen gebildet. Blutarmut droht. Drei Wochen am Stück sollte das Maximum einer Anwendung sein.

Manche sprechen vom Michael-Jackson-Syndrom, der extensiv am Sauerstoff geschnuppert haben soll. Der Popstar sieht tatsächlich aus wie aus einem Lexikon der Blutarmut.

- Wer unbedingt selbst an sich herumbasteln möchte: Benutzen Sie nur reinen, negativ ionisierten Sauerstoff. Erhöhen Sie die Aufnahmekapazität mit Quanten- bzw. Magnetfeldtherapiesystemen renommierter Marken wie Magneton®, Physiotron®, Bemer® oder QRS®.
- Noch einmal: Es handelt sich um eine oxidative Reiztherapie zur Anregung erlahmter Funktionen von Körperorganen. Die Dosis muss hoch sein, darf aber nicht zu lange eingesetzt werden.
- Ganz entscheidend aber ist die Herausforderung an das System Mensch, mit dem Brandbeschleuniger Sauerstoff fertig zu werden. Wir wecken dabei die körpereigene Feuerwehr aus dem Tiefschlaf. Das ist wie ein Trainingslager! Und genau das ist der Effekt einer Sauerstoff-Kur, der für die Nachwirkung sorgt, auch wenn wir dann zuhause wieder normale Luft atmen. Unser Körper ist anschließend wacher und besser trainiert, weil die körpereigenen Feuerwehrmänner wieder in Hochform sind.

Sauerstoff in erhöhter Konzentration gehört in die Hände von Ärzten, die auch die diagnostischen Werkzeuge haben, um das Hochlaufen des Motors zu testen. Oder würden Sie Jemanden an der Einspritzpumpe Ihres Autos herumdrehen lassen, der sich mit den Grenzbereichen des Motors nicht auskennt?

Sauerstoff ist die erste Wahl, wenn man sich völlig ausgebrannt und leer fühlt. Bei welchen klassischen medizinischen Indikationen empfehlen Sie denn nun die beschriebene QANTOX®-Sauerstoff-Kur?

- Das hängt im Einzelfall natürlich vom Gesamtbild ab, das ein Patient bietet. Selten kommt jemand mit nur mit einer einzigen Indikation zum Arzt. Oft besteht der Beruf des Arztes darin, abzuwägen und Prioritäten zu setzen. Auf jeden Fall muss man zuerst prüfen, wie hoch der Sauerstoff-Partialdruck des Patienten ist. Ist er dramatisch unter dem Durchschnitt, sollte man der Behandlung allerhöchste Priorität einräumen. Mit Vorrang sind aber folgende Indikationen und Kontraindikationen zu nennen:

Indikationen:

1. Durchblutungsstörungen der Herzkranzgefäße
2. Zustand nach Herzinfarkt
3. Durchblutungsbedingte Herz-Arhythmien (unregelmäßige Herzschläge)
4. Hypertonie (Bluthochdruck)
5. Hypotonie (Kreislaufschwäche)
6. Periphere Durchblutungsstörungen (vor allem an den Beinen in Form der sogenannten „Schaufensterkrankheit")
7. Ulcus Cruris („offene Beine" - schlecht heilende Hautstellen) und Krampfadern
8. Cerebrale Durchblutungsstörungen (Hirndurchblutungsschwäche) Zustand nach Schlaganfall
9. Hörsturz/Tinnitus („Ohrensausen")
10. Durchblutungsstörungen im Auge (Netzhaut)
11. Chronische Bronchitis
12. Asthma bronchiale
13. Chronische Hepatitis
14. Fettleber nach Alkoholmissbrauch
15. Chronische Entzündungen
16. Mitbehandlung bei allen bösartigen Erkrankungen wie Krebs

Kontraindikationen:

Für die korrekte Durchführung eines QANTOX® - Programms ist die ärztliche Voruntersuchung mit Diagnosestellung und Befund erforderlich. Als Kontraindikationen gelten

1. Nicht ausgeglichene Schilddrüsenüberfunktion
2. Epilepsie
3. Akuter Asthma- oder Migräneanfall
4. Akute allergische Reaktionen

Wie beurteilen Sie Verfahren, bei denen der Sauerstoff nicht eingeatmet, sondern direkt ins Blut gegeben wird?

- Diese Blutwäscheverfahren (HOT) oder Ozonverfahren sind eine raffinierte Überlistung der Natur, weil wir nicht auf die Lunge angewiesen sind. Sie sind sozusagen die Eliteverfahren der Sauerstofftherapie. Auch hier spielen wieder Quanten-Resonanz-Felder und Antioxidantien eine effektsteigernde Rolle.

- Bei der QANTOX® - Blutwäsche kommt mit Sauerstoff angereichertes Eigenblut des Patienten direkt in die Vene, also an eine Stelle im Kreislauf, wo der Blutsauerstoff normalerweise schon abgeschöpft ist.
- Jeder kennt den Farbunterschied zwischen arteriellem und venösen Blut. Das sauerstoffreiche Blut aus der Arterie ist hellrot, das kohlendioxidreiche Venenblut ist dunkelrot. Wenn wir nun ein wenig Venenblut entnehmen, es mit Sauerstoff bis zur maximalen Sättigung - also sehr hellrot - anreichern und es dann wieder in die Vene zurückführen, ist das für unseren Körper wie ein freudiges Ereignis. Hellrotes Blut in einer Vene bedeutet einen Energieschub an einem Gefäßabschnitt, der dort von Natur aus nicht vorkommt.
- Man kann den Vorgang sehr anschaulich erklären, wenn man sich den menschlichen Körper als Katastrophengebiet vorstellt: Bevor der Lastwagen mit den Hilfsgütern zu den am schlechtesten versorgten Regionen durchkommt, ist seine Ladefläche schon leergeräumt. Genau so ist es im Blutkreislauf: Wenn das Blut bei den Venen ankommt, ist der mitgeführte Sauerstoff längst verbraucht.

Mit der QANTOX® - Blutwäsche benutzt man sozusagen einen Versorgungshubschrauber, der die Hilfsgüter direkt zu den Stellen fliegt, die sie am dringendsten benötigen.

- Eine Riesenüberraschung für Körperregionen, die sonst immer den letzten Platz in der Versorgungsreihe haben. Das ist nicht mehr Normalbenzin, sondern Super plus Powerstoff: Alle Zellen verlassen den Sparbetrieb, weil der ganze Körper denkt: Hallo, die Energie ist unbegrenzt.
- Die Extraportion Sauerstoff ist aber auch für den ganzen Menschen eine Riesenüberraschung. Plötzlich macht das durch Alter und Krankheit erschöpfte System Mensch einen Luftsprung. Und reagiert schlagartig: An völlig eingerosteten, verschlackten und übersäuerten Stellen eröffnen sich kleinste Blutgefäße. Bei vielen Patienten kommt es zum „Flush", also einem plötzlichen zarten Erröten des Gesichts, wie wenn man sich in jungen Jahren zum ersten Mal verliebt.
- Neuere Erkenntnisse sprechen davon, dass der Pool der kleinen Gefäße, der etwa 100 000 km lang ist, an der Gesamtversorgung der Gewebe einen ähnlichen Anteil hat wie die Pumpbewegungen des Herzens!

Die Kapillaren sind das „2. Herz", unsere völlig unterbewertete Leistungsreserve! Sie pumpen und saugen unser Blut wie ein flexibler Ballon durch die Organe.

Wird das Blut nicht auch noch mit UV-Licht bestrahlt?

- Damit setzt man sozusagen das Highlight.
- Denn Licht bringt einen unglaublichen Energieschub. Sauerstoff geht in einen lebhafteren, „helleren" Zustand über. Elektronen des Sauerstoffs nehmen die gespendete Lichtenergie auf und kreisen auf einem höheren Niveau um die Atome. Das macht sie reaktionsfreudiger. Man spricht von sogenanntem Singulett-Sauerstoff.
- Licht ist bei dieser Therapie sehr wichtig. Aber bei den neuen Therapiekonzepten gehen wir sogar noch einen Schritt weiter. Bei unserer sogenannten QANTOX®-Blutwäsche lassen wir den Körper gleichzeitig von einem Quantenfeld magnetisch durchfluten.
- Dadurch halten wir die Atome und Moleküle verstärkt in diesem „angeregten" Zustand.
- Die Wirkung ist immer wieder erstaunlich.
- Man hat den quantenmedizinischen Effekt, der eine ganze Kaskade von körpereigenen Prozessen mobilisiert, mit dem „Besuch der Erbtante" verglichen:
- Der gesamte Organismus gerät in Anregung und putzt sich voll heraus. Wenn Sie mich fragen, ist dies eine der schnellsten und wirkungsvollsten Kurmaßnahmen, die es überhaupt gibt.

Patienten, die in der Vitalität ganz vorne mit dabei sind, unterziehen sich dieser Blutwäsche zweimal im Jahr und fahren bestens damit.

- Aber natürlich gibt es nicht nur den „Elitepatienten". Oft müssen wir die QANTOX®-Blutwäsche als „letzte Hoffnung" ansehen.
- Ein Beispiel ist Frau N.: Sie zeigte mir ihre Hände, die eine bläulich-violette und teils totenblasse Färbung aufwiesen - Zeichen eines akuten Sauerstoffmangels, Folge einer schlechten Durchblutung. Sie klagte über entsetzliche Schmerzen und eine Gefühllosigkeit in den Fingern.
- Alles sprach für eine Raynaudsche Erkrankung - Gefäßkrämpfe, die besonders unter Kälteeinfluss auftreten. Es war Winter, und so waren die Beschwerden der Patientin besonders schlimm, und der Blutstrom in den Händen kam zum Erliegen.

Schon nach der ersten QANTOX®-Blutwäsche zeigte sich eine Besserung des klinischen Befundes.
Die Patientin hatte weniger Schmerzen, die bläulich-violette Färbung der Hand war zurückgegangen und die Stimmung deutlich aufgehellt - kein Wunder!

Herr Dr. Irlacher, Sie haben in den letzten 20 Jahren weit über 20.000 Blutwäschen durchgeführt. Bei welchen Symptomen sollte man sich nach Ihrer Erfahrung eine QANTOX®-Blutwäsche überlegen?

- Generell kann die Behandlung überall dort eingesetzt werden, wo Engpässe in der Sauerstoffversorgung zu einer Minderfunktion von Organen geführt haben.
- Insbesondere Organe mit einem dichten Netz an kleinen Blutgefäßen und einem hohen Sauerstoffbedarf sind gefährdet.
- Dazu zählen das Herz und das Gehirn, das einen Sauerstoffbedarf von 20-22 % des gesamten Angebots bei nur 3% des Körpergewichts aufweist.
- Besonders zu nennen sind zentrale Durchblutungsstörungen und die koronare Herzkrankheit. Auch die Netzhaut des Auges sowie das Ohr mit seinem dichten Geflecht an Sinneszellen stellen wichtige Ansatzpunkte der Behandlung dar.
- Durchblutungsstörungen der Netzhaut lassen sich deshalb günstig beeinflussen, weil der geschilderte regulative Effekt auf das engmaschige Kapillarnetz deutlich hervortritt. Es kommt vor, dass Patienten nach der Behandlung vorübergehend keine Brille mehr benötigen.
- Ein Beispiel: Herr E., 82 Jahre alt, Bluthochdruck und Fettstoffwechselstörung, seit vielen Jahren medikamentös „eingestellt".
- Wegen seiner Schaufensterkrankheit haben wir eine Blutwäsche und ein Gehtraining mit Aktivsauerstoff auf dem elektronischen Laufband eingeleitet.
- Ergebnis: Verbesserung der Gehstrecke um ca. 50 Prozent, Reduktion der schmerzhaften Missempfindungen in den Beinen. Dies sind Verbesserungen, die wir in solchen Fällen meistens beobachten. Der Patient war zufrieden.

Aber dann kam der Überraschungseffekt: Wochen später rief Herr E. mich an und teilte mir mit, dass er seit der Behandlung häufig keine Brille mehr zum Lesen der Zeitung benötige.

Gibt es einen Zusammenhang mit der Sauerstoffbehandlung?

- Ja, und dies ist kein Einzelfall, sondern ein oft von mir beobachtetes Phänomen. Die Erklärung läuft auf den Pool der kleinen Haargefäße hinaus, der sich öffnet und zwar offenbar länger anhaltend.
- Auge, Ohr, Gehirn und Herz sind mit einem dichten Kapillarnetz ausgestattet, das sich bei Sauerstoffmangel verengt, aber durch eine Sauerstoffbehandlung wiederbelebt werden kann. Zumindest zeigen sich dafür eindrucksvolle klinische Beweise.
- Eine regulative Behandlung mit Sauerstoff, Blutwäsche, Thermalbädern etc. ist nie eine spezifische Behandlung für ein einzelnes erkranktes Organ. Vielmehr zielen wir auf

das komplexe Netz der kleinen Gefäße, das „Doppel-Herz", oder in der modernen Automobilsprache den „Hybrid-Antrieb" unseres Kreislaufs.

- Obwohl sie keine reine Durchblutungsstörung ist, kann selbst die trockene Form der Makuladegeneration behandelt werden. Eine Heilung ist zwar nicht zu erwarten, doch der Verlauf kann sich weniger dramatisch gestalten.

Wie kann eine Blutwäsche bei der Makuladegeneration helfen?

- Da die Erkrankung heute als lichtbedingter Defekt in der Netzhaut mit der Einlagerung von Schlacken (Fette, Eiweiß) verstanden wird, ist eine Anregung der Radikalfängerfunktion mit der QANTOX®-Blutwäsche sinnvoll. Ebenso die Nachbehandlung mit hochdosierten Antioxidantien.
- Wir gehen von dem Gedanken aus, sozusagen einem weiteren „Rosten" der empfindlichen Farbpigmente Einhalt zu gebieten. Natürlich wird durch Rostumwandler aus einer Rostlaube kein neues Auto. Aber man kann den Rost stoppen und neue Farbe aufbringen.
- Als Zusatzmedikation empfiehlt sich das Präparat Mavital+®, das die Farben des Regenbogenspektrums incl. Lutein in ausreichender Dosierung beinhaltet und damit einen antioxidativen Effekt auf die Pigmente der Netzhaut aufweist.

Wir haben die QANTOX®-Blutwäsche bereits als eine Art Hubschrauber-Einsatz in einem Gebiet mit Versorgungsnotstand bezeichnet. Gibt es auch spektakuläre Einsatzberichte?

- Das Ergebnis ist im Detail natürlich nicht immer so verblüffend wie bei dem folgenden Beispiel einer 74-jährigen Patientin mit Diabetes II und Bluthochdruck. Bei ihr war eine Netzhautthrombose mit Gesichtsfeldausfall aufgetreten. Die anschließende schulmedizinische Infusionsbehandlung blieb ohne Erfolg.
- Nach Aufklärung über die Aussichten der QANTOX®-Blutwäsche leiteten wir die Behandlung ein.
- Unmittelbar nach Beendigung der 3. Sitzung stürzte die Patientin zur Türe herein und umarmte mich. „Ich sehe wieder, ich sehe wieder." Tatsächlich hatte sich der Gesichtsfeldausfall in einer Art Sekundenphänomen „augenblicklich" zurückgebildet und kehrte auch nicht wieder zurück.
- Nicht immer ist es so spektakulär. Aber ein typisches Beispiel ist das von Herrn H., 68 Jahre alt, der keine wesentlichen Risikofaktoren hatte. Trotzdem trat bei ihm ein Hörsturz mit Teilverlust der Hörfähigkeit und lästigen Ohrgeräuschen auf.
- Eine Infusionsserie mit Pentoxyfillin und Cortison blieb ohne wesentlichen Erfolg.

Eine QANTOX®-Blutwäsche am Kurort etwa 4 Wochen nach dem akuten Ereignis brachte innerhalb von 14 Tagen eine deutliche Verbesserung der Hörfähigkeit und ein völliges Nachlassen der Ohrgeräusche ohne weitere medikamentöse Therapie.

- Je älter der Organismus biologisch einzustufen ist, desto langsamer reagiert er offenbar auf Therapiereize, die auf das System Mensch ausgeübt werden.
- Kurärzte kennen dieses Phänomen auch von der Badekur, die oft erst Wochen und Monate später ihre volle Wirkung entfaltet. Auch bei der QANTOX®-Blutwäsche kommt es zu solchen Nachkur-Phänomenen.
- Zum Beispiel bei einer durchaus noch rüstigen Patientin, die aber über Atemnot und zunehmende Müdigkeit klagte.
- Sie sei nicht mehr wie früher und fühle sich nicht mehr belastbar. Sie gab sich als eine Patientin, die so etwas nicht hinnimmt - aber es konnte ihr noch niemand helfen.
- Zufällig hatte sie von meinen Sauerstoffprogrammen gehört und wollte es damit versuchen, obwohl sie nicht an den Erfolg glaubte. Aber Medikamente hätten ihr auch nicht geholfen und so sei ja nichts verloren, meinte sie.
- Die 83-jährige Dame wurde 2 Wochen mit Blutwäsche und Aktivsauerstoff behandelt. Die Messung des Sauerstoffdrucks am Ende der Therapie ergab einen Anstieg um 8 Torr. Das war zwar ganz ordentlich für dieses Alter, aber die Patientin spürte zunächst nur geringe Veränderungen und so reiste sie aus Bad Füssing ab.
- Einige Monate später läutete das Telefon. Sie wollte sich bedanken. Die Therapie sei ein voller Erfolg gewesen. Gerade habe sie eine Reise nach Paris beendet. Und da war von Erschöpfung keine Rede mehr. Die Patientin erzählte mit Genugtuung, wie sie mutig den Montmartre hinaufgestiegen sei - und das ohne Atemnot. Das wäre vor einem Jahr undenkbar gewesen, sagte sie.

Die QANTOX®-Blutwäsche bringt manchmal nicht nur helles, sauerstoffreiches Blut in die Venen, sondern hellt auch die Gesamtstimmung von Patienten auf.

- Beispiel Frau R., 64 Jahre alt, keine wesentlichen gesundheitlichen Einschränkungen.
- Nach einem operativen Eingriff im Bauchraum kam es aber zu einer schicksalshaften Veränderung im Verhalten der Patientin. Sie war deutlich verlangsamt, depressiv und teilnahmslos. In der Sprechstunde und auch zuhause sprach sie kaum.
- Ihr Mann war ratlos. Ich schlug eine QANTOX®-Blutwäsche vor, ohne eine Garantie abzugeben.

- Als ich Frau R. nach wenigen Tagen zu einer Kontrolluntersuchung sah, war ich selbst überrascht. Frau R. war wie verwandelt, deutlich agiler, sprach mich lebhaft an und äußerte ihr Wohlbefinden. Sie lächelte und zeigte plötzlich sogar reges Interesse an der durchgeführten Behandlung, die sie anfangs wortlos über sich ergehen ließ.

Fallbeispiel: Herr B., 67 Jahre.
Zuckerkrankheit, Bluthochdruck und Übergewicht
Alles bedenkliche Risikofaktoren, aber deswegen kam der Patient
nicht. Seine Werte waren ja seiner Ansicht nach „gut eingestellt".
Vielmehr quälte ihn seit Monaten ein vehementer Schwindel.

- Der Internist, der Neurologe und der HNO-Arzt hätten nichts gefunden. „Also möchte ich es mit der Blutwäsche und Ihren weiteren Programmen versuchen."
- In der dunkelfeldmikroskopischen Vitalblutanalyse zeigte sich eine Geldrollenbildung als Zeichen einer schlechten Fließfähigkeit des Blutes und einer daraus resultierenden Mangelversorgung des Gewebes. Gerade das zentrale Nervensystem und das Ohr reagieren auf einen Abfall des Sauerstoffdruckes besonders feinfühlig. Zudem fanden wir im Säuretest des Speichels Hinweise auf eine Gewebsübersäuerung. Der Blutdruck lag bei 130/80.

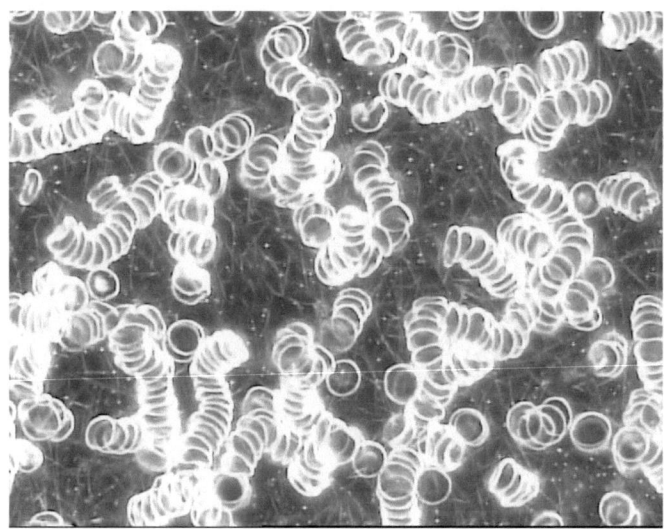

Zeiss-Mikroskop 1:400

- Eine Geldrollenbildung war nachweisbar, obwohl der Patient neben Blutdruck- und Diabetesmedikamenten auch ASS 100 einnahm. Im Hintergrund ein dichtes Netz an Eiweißfäden, Zeichen einer erhöhten Klebrigkeit des Blutes. Säuretest pH-Wert 6,2.

- Nach Durchführung der QANTOX®-Blutwäsche mit pulsierenden Magnetfeldern und täglich 1,5 Liter basischem Aktivwasser verbesserten sich sein Befund und sein Befinden. Insbesondere reduzierten sich die Schwindelattacken. Säuretest pH-Wert 6,8. Näheres zum basischen Aktivwasser siehe nächstes Kapitel.

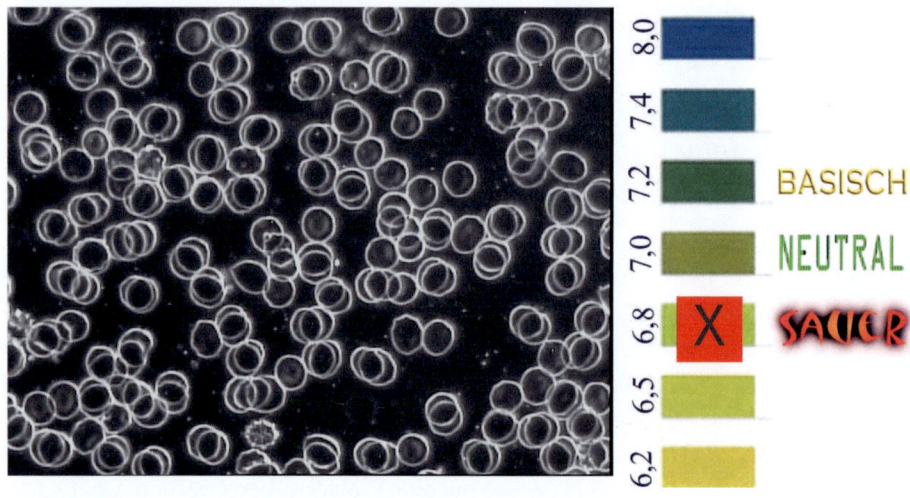

- Zur Stabilisierung des erreichten Behandlungsergebnisses und des Säuren-Basen-Haushalts entschloss sich Herr B. zur Anschaffung eines Wasser-Ionisations-Gerätes, um Aktivwasser kontinuierlich weitertrinken zu können.
- Die Kontrolluntersuchung nach 5 Wochen ergab, dass der Schwindel nicht mehr vorhanden war. Speicheltest: pH-Wert 7,2. Optimalwert!
- Die Vitalblutanalyse zeigte eine reguläre Vereinzelung der roten Blutkörperchen als Zeichen stabilisierter Blutverhältnisse.

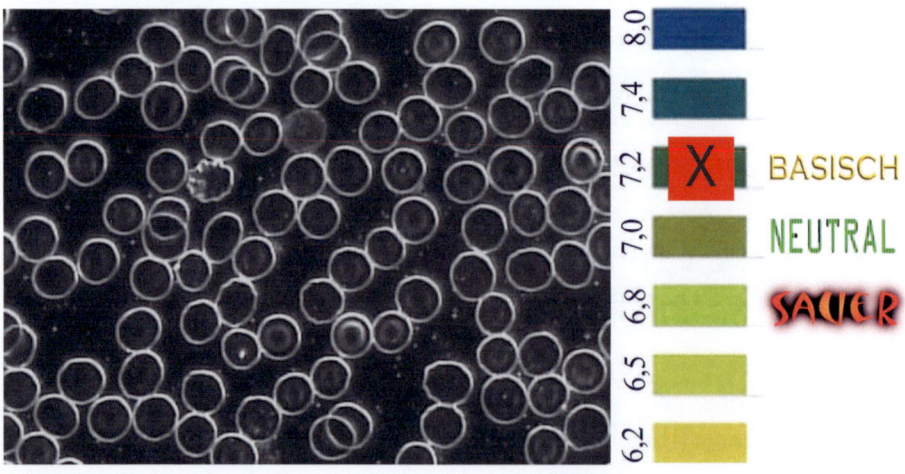

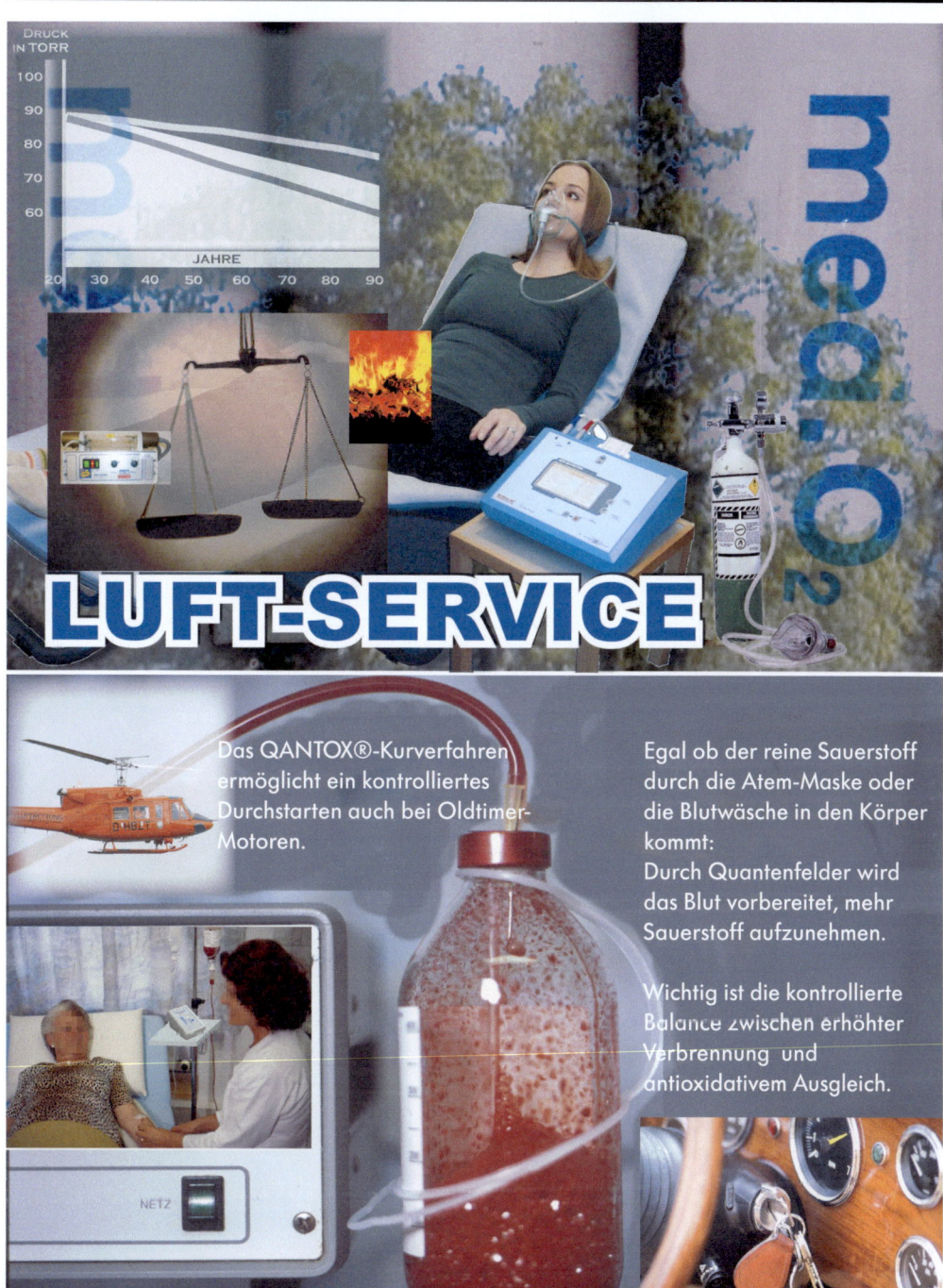

LUFT-SERVICE

Das QANTOX®-Kurverfahren ermöglicht ein kontrolliertes Durchstarten auch bei Oldtimer-Motoren.

Egal ob der reine Sauerstoff durch die Atem-Maske oder die Blutwäsche in den Körper kommt:
Durch Quantenfelder wird das Blut vorbereitet, mehr Sauerstoff aufzunehmen.

Wichtig ist die kontrollierte Balance zwischen erhöhter Verbrennung und antioxidativem Ausgleich.

Kapitel 3

Kraftstoff-Check
Trink Dich basisch!

Sauerstoff ist das wichtigste Element. Ohne ihn wäre Wasser, H_2O, nicht möglich. Wieso ist Wasser ein Kraftstoff, wo es doch Null Kalorien hat? Nun, mit Trockenbenzin kann man schlecht fahren. Wasser ist das wichtigste Lösungsmittel für Energie und deshalb von so fundamentaler Bedeutung. Trotzdem trinken die meisten Leute zu wenig davon. In diesem Kapitel erfahren Sie, warum. Und welches Wasser Ihnen die größte Reichweite im Leben verschafft.

Herr Dr. Irlacher, wann sollte man überhaupt Flüssigkeit nachtanken? Erst wenn der trockene Mund den Durst offensichtlich macht?

- Keineswegs. Den trockenen Mund bekommt man ja auch mit Bonbon-Lutschen oder Kaugummi-Kauen wieder feucht. Warum ist das so? Weil die Speicheldrüsen Vorfahrt vor vielen anderen Organen haben und sich auch bei Flüssigkeitsmangel (Dehydration) durchsetzen, um ihren lebenswichtigen Job zu erledigen. Denn der Speichel befeuchtet den Mundinhalt auch dazu, dass wir schmecken und damit vorchecken können, was in unserem Magen landen soll. Er ist damit ein äußerst wichtiger Vorposten für alles, was Nahrung angeht.
- Der Körper verschiebt also Wassermengen innerhalb seiner Organsysteme nach einer bestimmten Rangordnung. Die schon im alten Babylon bekannte „Wassersucht" bezeichnet eine ganze Palette von Krankheiten, die Wasser an der falschen Stelle im Körper zum Stau bringen. Es handelt sich dabei nicht um einen Überfluss von Wasser, sondern um eine Wasserverteilungsstörung.
- Vor zu viel Wasser im Körper müssen sich daher die wenigsten Menschen fürchten. Die weitaus meisten leiden an chronischem Wassermangel, weil sie auf ihren Durst nicht rechtzeitig und vor allem mit den falschen Getränken reagieren.
- Es gibt Wasser im Inneren von Zellen. Es gibt Wasser zwischen den Zellen. Und es gibt Wasser im Blutkreislauf. Was passiert, wenn man einem Menschen kein Wasser mehr zuführt: 66 Prozent wird den Zellen entzogen, 26 Prozent dem Zwischenzellraum und nur 8 Prozent dem Blutkreislauf.
- Dieser Selbstschutzmechanismus des Kreislaufs ist leider mit üblen Nebenwirkungen verbunden: Weniger Blut fließt, also wird weniger Sauerstoff und Nahrung in den Körper transportiert und weniger Müll und Kohlensäure aus dem Stoffwechsel weggeschafft. Wenn das bei chronischem Wassermangel jahrelang passiert, reicht die

Energie nicht mehr, um die erhöhten Anforderungen an die körpereigene Müllabfuhr zu bewältigen. Es kommt zu Stoffwechselstörungen, die ihre Ausprägung in den verschiedensten Krankheiten haben.

Wir bemerken also einen möglichen Wassermangel nicht am trockenen Mund, sondern an Durchblutungsstörungen?

- Durchblutungsstörung klingt vielleicht zu abstrakt. Das, was wir bemerken, sind die Folgen davon. Ein mögliches Erstanzeichen für Wassermangel sind Sehstörungen wegen mangelhafter Netzhautdurchblutung oder schlecht durchblutete „kalte Füße".
- Gehen Sie mal auf einen Weihnachtsmarkt und trinken Sie statt Glühwein eine größere Menge kaltes Leitungswasser! Die durchblutungsfördernde Wirkung kommt nicht so schnell, hält aber länger an als durch den Alkohol, der uns ja letztlich die Gefäße nur zwangsweise auf Kosten anderer Körperteile weit macht („Steal-Effekt"), ohne den Wassermangel auszugleichen.

Das auffälligste Symptom von Wassermangel ist die Erschöpfung.

Was steckt dahinter?

- Schon das Wort „Erschöpfung" kommt aus dem Bedeutungskreis des Flüssigkeitsmangels. Unser Gehirn besteht zu 85 % aus Wasser und reagiert auf Wassermangel mit Müdigkeit. Es hat im Körper eine sehr hohe Priorität bei der Wasserverteilung.
- Zuwenig Wasser zwingt den Körper dazu, mehr Blut in den Kopf zu pumpen. Dadurch rötet sich die Gesichtsfarbe, ohne dass es gesund aussieht. Die ungesunde Gesichtsröte des Alkoholikers ist ebenfalls zum großen Teil auf den Wassermangel zurück zu führen, den der Alkohol zur Folge hat. So paradox es klingt: Ein Trinker sollte mehr trinken - allerdings Wasser und nicht noch ein Bier.
- Wenn wir die notwendige Wasseraufnahme durch alkoholische Getränke ersetzen, bekommt das Gehirn schlagartig mehr Blut, der bekannte Flush-Effekt des Rausches. Er mag ein Grund dafür sein, dass besonders kreative Menschen wie etwa Künstler oft ein Alkoholproblem entwickeln. Sie versuchen, ihr Gehirn auf Höchstleistung zu schalten, während ihr übriger Körper unter noch stärkerem Wassermangel leidet und allmählich verfällt. Alkohol erhöht nämlich die Fließfähigkeit wasserhaltiger Flüssigkeiten, denn das Wasser, in dem er gelöst ist, erweist sich als zellgängiger als normales Wasser. Dieser Effekt kann bei gezielter Anwendung durchaus segensreich sein, wenn es beispielsweise darum geht, bestimmte pharmakologische Wirkstoffe sehr schnell zu den Zellen zu transportieren. Viele Arzneimittel aus der Volksmedizin oder homöopathische Präparate machen sich diesen Effekt zunutze.

- Aber die Zyklen, in denen die Übersäuerung aus dem Alkoholabbau und der damit verbundene Mineralstoffmangel als „Kater" die Oberhand gewinnt, werden immer kürzer, je größer die eingesetzte Alkoholmenge wird und je häufiger der Alkoholmissbrauch stattfindet.

Die in der westlichen Kultur sich immer stärker ausbreitende Alkoholkrankheit ist nur <u>ein</u> Aspekt des Wassermangel-Syndroms.

- Noch einmal kurz und klar gesagt: Diese Drogenwirkung ist vor allem dadurch gekennzeichnet, dass dem Gehirn zu Lasten des übrigen Köpers mehr Blut zugeführt wird, um die Auswirkungen des Wassermangels zu kompensieren.

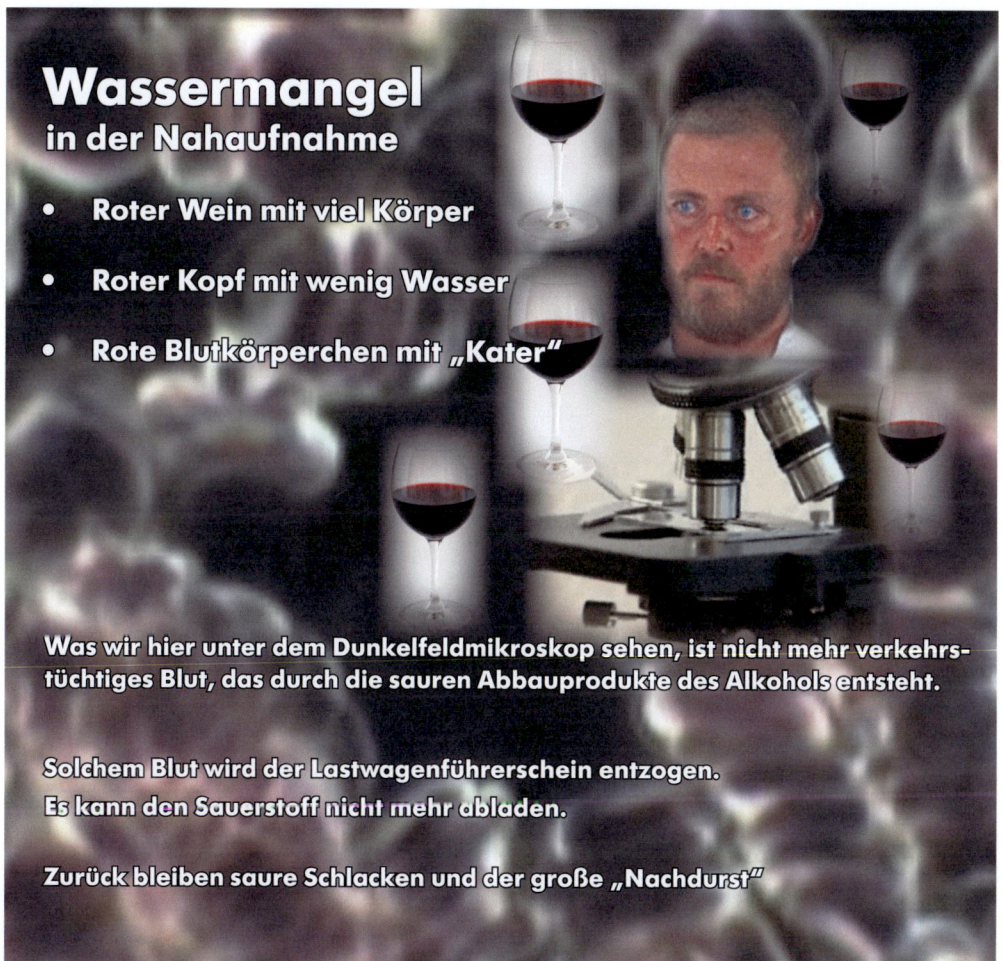

Wassermangel
in der Nahaufnahme

- **Roter Wein mit viel Körper**

- **Roter Kopf mit wenig Wasser**

- **Rote Blutkörperchen mit „Kater"**

Was wir hier unter dem Dunkelfeldmikroskop sehen, ist nicht mehr verkehrstüchtiges Blut, das durch die sauren Abbauprodukte des Alkohols entsteht.

Solchem Blut wird der Lastwagenführerschein entzogen.
Es kann den Sauerstoff nicht mehr abladen.

Zurück bleiben saure Schlacken und der große „Nachdurst"

Auch anders wirkende Drogen sollen dem Gehirn mehr Blut zukommen lassen. Kaffee und Cola jagen den Puls hoch...

- Weil zu wenig Wasser und Energie im Körper sind, treibt das Gehirn seinen Maschinenraum auf Höchstleistung. Das Koffein wirkt dabei als Einpeitscher.
- Das Koffein bewirkt, dass sich die Blutgefäße verengen.
- Die Pumpfrequenz des Herzens wird gesteigert, was normalerweise nur passiert, wenn eine erhöhte Muskelaktivität durch Bewegung stattfindet oder durch die psychische Anspannung einer Stress-Situation. Durch den erhöhten Puls und die verengten Adern wird der Blutdruck erhöht, was relativ mehr Blut in den Kopf pumpt.

Durch Koffein in Kaffee, Tee oder Cola wird der Blutdruck zugunsten des Gehirns und zulasten des Herzens hochgejagt.

- Wenn jemand in guter Verfassung ist, kann das die Gehirnleistung steigern. Studien haben ergeben, dass sich der Intelligenzquotient, also die Ausnutzung der Hirnkapazität durch Koffein kurzfristig steigern lässt. Denken Sie an die Schachspieler in Wiener Kaffeehäusern oder an den immensen Cola-Konsum bei den Computer-Programmierern in den Denkfabriken.
- Ähnlich verhält es sich bei schwarzem oder grünem Tee, die ebenfalls Koffein enthalten.
- Gesteigerte Gehirnleistung wird zunächst als positiv empfunden. Allerdings bieten uns die verbreiteten Zivilisationsgetränke keine Leistungsreserven und beuten uns aus.

Kurz und klar: Alkohol und Koffein sind Drogen, die dem Gehirn vorgaukeln, dass kein Wassermangel herrscht.

- Viele glauben irrigerweise, dass sogar ein Wasser-Überschuss entsteht, weil die durch den gesteigerten Puls forcierte Niere größere Mengen Harn ausscheidet. Dies führt aber zu noch größerem Wassermangel. Der Harndrang ist der Ausdruck dafür, dass ein gesunder Körper sich gegen die Übersäuerung wehrt.
- Gerade lebenslängliche Bier-, Wein- oder Kaffeetrinker verlieren am frühesten das natürliche Durstgefühl. Vielleicht ist der erstaunliche Effekt, dass ältere Menschen immer weniger Durst empfinden, ein letzter verzweifelter Versuch des Systems Mensch, sich vor ständigen Säure-Attacken zu schützen: Wenn ständig nur Pseudo-Durstlöscher benutzt werden, die mehr Probleme schaffen, als sie lösen, entscheidet es sich, lieber zu vertrocknen als zu versäuern und entwickelt einen fatalen Widerwillen gegen das Trinken an sich.

Wie steht es mit dem Koffein?

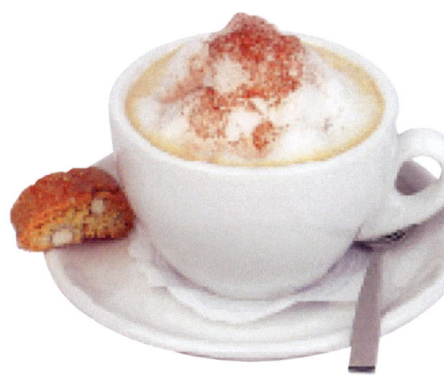

Kaffee (150 ml Tasse)	50-150 mg
Tee (150 ml Tasse)	25-90 mg
Energy Drinks (250 ml)	20 mg
(Diese enthalten oft noch	
weitere anregende Stoffe)	
Halbbitter-Schokolade (25 g)	12,5 - 25,5 mg
Cola (333 ml)	8,25 - 13,25 mg
Kakao (150 ml Tasse)	2-20 mg
Vollmilchschokolade (25 g)	0,75 - 8,25 mg

Quelle: R.M. Julien, Drogen und Psychopharmaka, S. 170

- Stark gerösteter (italienischer) Kaffee hat weniger Säuren.
- Je mehr Milch, desto mehr Säure-Puffer sind in dem Getränk enthalten.
- Italiener trinken gesünder: immer ein Glas Wasser dazu - nach dem Essen.
- Kaffee auf nüchternen Magen ist besonders belastend.
- Morgens sollten Sie vorher ein Glas Wasser trinken. Sonst machen Sie die nächtliche Entsäuerungsleistung des Körpers zunichte und sind nach 3 Stunden wieder schlapp.

Bei zunehmender Säure des Kaffees verlieren die Eiweißmoleküle der Milch ihre Wasserhüllen, mit denen sie sich in Lösung elektrisch voneinander abstoßen.
Ohne ihren Wassermantel kleben sie zusammen. Es bilden sich die typischen Milchflocken.
Das liegt meist am Kaffee, und nicht an saurer Milch!

Fertiger Kaffee hat neben „feinen" auch unerwünschte Säuren, die beim Warmhalten auf der Heizplatte entstehen. Am besten frisch trinken!

Schwarzer Kaffee:	pH 5,25
1/2 Stunde später	pH 5,1
1 Stunde später	pH 5,0
3 Stunden später	pH 4,9

Je nach verwendetem Wasser und Kaffeepulver kann Kaffee auch sehr säurearm zubereitet werden.

Koffein verdrängt den Ruheschrei der überanstrengten Nervenzellen. Das lassen diese auf Dauer nicht zu und erzeugen weitere Schutzwälle gegen die Überanstrengung (Adenosin-Rezeptoren). Daher putscht das Koffein nicht mehr so stark auf. Suchtgefahr!

- Die Müdigkeit als Primärfolge von Wassermangel, dem der Energiemangel folgt, wird heutzutage mit den eben beschriebenen Zivilisationsdrogen verdrängt.

- Aber irgendwann sagt der aufgepeitschte Körper: Schluss damit! Das passiert, wenn Stress-Situationen auftreten, in denen das Ausweichen auf Müdigkeit keine Alternative mehr darstellt.

- Stress kommt bei den heutigen Arbeitssituationen nahezu ständig vor. Er erlaubt es dem Organismus nicht mehr, auszurasten - und die „Kaffeepause" macht alles sowieso noch schlimmer.

- Nachdem Stressfaktoren das Gehirn außergewöhnlich fordern, „rasten" wir auf andere Weise aus, weil die zur Stressbewältigung nötige zusätzliche Gehirnleistung aufgrund der ausgereizten Versorgungskapazitäten nicht mehr erbracht werden kann. Was soll denn der Körper noch tun, wenn die natürlichen Hilfsmittel wie Gefäßverengung und Pulserhöhung schon durch Dauergebrauch verschlissen sind?

Viele suchen sich andere Beruhigungsmittel, anstatt Wasser zu trinken und sich auszuruhen. Am beliebtesten ist der Griff zur Zigarette... Taugt sie als Stressmanagement-Mittel?

- Nikotinprodukte verschaffen nur dem Nikotinsüchtigen entspannende Erfahrungen. Das Gift hat sich beim Gewohnheitsraucher nämlich an die Stelle körpereigener Botenstoffe für Glücksgefühle gemogelt. Die Zigarette ersetzt dadurch natürliche positive Erlebnisse und führt zur ruinösen Suchtkaskade. Diese ist meist stärker als alle rationalen Argumente.

- Das Rauchen wird als entspannend empfunden, weil die Sucht bedient wird, nicht etwa, weil das Nervengift Entspannendes im menschlichen Körper bewirkt. Denn die Zigarette entspannt den Körper in keiner Weise. Im Gegenteil, sie verengt Gefäße und beschleunigt den Puls. An der Rauchpause ist also nur das Wort „Pause" von positiver Bedeutung!

- Fassen wir zusammen: Ausrasten durch Reizüberflutung bedeutet: Das Gehirn sollte sich ausrasten und der Wassermangel sollte durch sofortiges Trinken geeigneter Flüssigkeiten beseitigt werden. Das alles ist weithin bekannt. Und doch werden immer neue Drogen gesucht.

- Was ist in den letzten Jahrzehnten nicht alles entwickelt worden, um Stress besser zu „managen", anstatt ihn zu beseitigen!

- Erwägenswert sind sicherlich Entspannungs-Methoden statt Entspannungs-Drogen wie MAO-Hemmer, Blutdrucksenker, Tranquilizer etc... Diese geistigen Übungen dienen dazu, das leistungsorientierte Nervensystem des Sympathikus durch eine Stärkung des beruhigenden Parasympathikus in seine natürlichen Schranken zu verweisen.

- Autogenes Training, Chi Gong, Meditation, Hypnose, Stress-Seminare, Relax-Musik,

Entspannungsbäder, Tanzgymnastik oder Wellness-Urlaube statt Reisestress gehören sicherlich dazu. Letztlich sind dies moderne Kompaktformen der klassischen Kurmedizin.

- Sie alle lindern den Stress und haben sich genauso wie Zivilisationsdrogen und Pharmaka zu einem bedeutenden Wirtschaftsfaktor unserer Zeit entwickelt. In diesem Buch wollen wir aber darstellen, wie die moderne Kurmedizin auch bei der Ursachenbekämpfung helfen kann, damit wir trotz der heutigen Umwelt und Lebensweise besser und länger zu überleben können.

Einer der größten Fortschritte auf dem Gebiet der Kurmedizin ist das neue Verständnis über die verschiedenen Formen von Wasser.

- Wasser ist der Spediteur in uns, ein perfekter Logistikkonzern.
- Was nützt die saftigste Valencia Orange oder die tollste Kombination von Vitaminen und Mineralien, wenn niemand sie zu uns befördert?
- Was nützt die gesündeste und hochwertigste Ernährung, wenn die wertvollen Stoffe im Magen-Darm-Trakt vor sich hin gammeln, gären oder faulen, weil unsere körperinterne Spedition im Stau steckt.
- Ohne genügend Wasser flutscht unser Organismus nicht.
- Wassertrinken ohne Durst: wir wissen heute, warum es in so vielen Fällen das grundlegende Genesungsrezept ist.

Überhören wir „Die vielen Hilfeschreie unseres Körpers nach Wasser" ständig und entwickeln dadurch eine Vielzahl von Krankheiten, wie der Arzt und Bestsellerautor Dr. F. Batmanghelidj es beschrieben hat? Ist der Unterschied zwischen jung und alt, gesund und krank derselbe wie zwischen einer saftigen Pflaume und einer Dörrpflaume? Sind wir nicht krank, sondern durstig, ohne es zu spüren?

- Ich gehe davon aus, dass ein Arzt heute seinen Patienten sehr häufig empfehlen muss, mehr zu trinken.
- Wasser ist übrigens ein sehr vorbildlicher Logistiker. Es transportiert nicht nur die benötigte Neuware in unseren Körper hinein, es nimmt den ganzen Verpackungsmüll gleich wieder mit und entsorgt auch noch unseren Sperrmüll.
- Vor allem ältere Menschen verlieren das Gespür für die richtige Trinkmenge und müssen immer wieder daran erinnert werden.
- Die Faustregel, dass man pro 10 Kilo Körpergewicht täglich 0,3 Liter Flüssigkeit zuführen sollte, ist ja weithin bekannt. Die zentrale Aussage von Dr. Batmanghelidj ist aber, dass es ganz normales Leitungswasser sein soll, mit ein bißchen Meersalz versetzt. Dies

halte ich als Dauerempfehlung für völlig weltfremd. Vielleicht schafft es eine 30-jährige Joggerin mit 50 kg, täglich 1,5 Liter Wasser zu trinken. Aber welcher 50-jährige mit 90 kg kann 2,7 Liter normales Wasser trinken?

Viele Leute sind sich des Problems mit unseren Getränken bewusst und geben sehr viel Geld für Mineral- und Heilwässer aus. Zwei bis drei Flaschen Wasser am Tag sind für viele gesundheitsbewusste Menschen heutzutage nichts Ungewöhnliches...

- Ja, das ist ein Trend, und es wäre schön, wenn er sich fortsetzen würde. Trotzdem gibt es noch eine weit verbreitete Ignoranz.
- Unter der Bezeichnung „Wasser" ist leider eine ganze Palette von Getränken auf dem Markt, die aus meiner ärztlichen Sicht mit starken Fragezeichen zu versehen sind.
- Wasser mit Kohlensäure ist ziemlich sauer und belastet den Organismus zusätzlich. Stilles Wasser ist also in jedem Fall vorzuziehen.
- Dazu kommt, dass die weitaus meisten Mineral- und Heilwässer nicht nur durch den Kohlensäuregehalt zu den sauren Getränken zu zählen sind. Gerade Mineralwässer enthalten ja einen hohen Anteil nicht nur an basischen, sondern ebenso an sauren Mineralien. Manche Sorten sind saurer als Filterkaffee. Wir nehmen damit zwar Wasser zu uns, aber eben auch Säuren, zu deren Abbau wir wiederum Wasser benötigen.
- Wenn wir ein Mineralwasser mit ungefähr gleich vielen Anionen und Kationen trinken, nehmen wir ein Wasser zu uns, das schon in beiden Richtungen gesättigt ist.
- Es wäre besser, wenn es nur in einer Richtung, nämlich der basischen gesättigt wäre, damit es nach dem Trinken möglichst viele saure Ionen in sich aufnehmen kann. Denn was wir rausspülen wollen, sind die sauren Anionen, deren Übermaß für die Übersäuerung und Verschlackung verantwortlich sind.
- Die basischen Kationen wie Calcium, Magnesium und Kalium wollen wir dagegen in den Körper schaffen. Um es auf eine einfache Generalformel zu bringen:

Basen gehören nach Innen, Säuren nach Außen.

- Deshalb empfehlen wir Kationenwasser, also entsäuertes basisches Aktivwasser, das aus Elektrolyse gewonnen wird, mit einem pH-Wert von 8 - 9,5. Für Trinkkuren und therapeutische Zwecke verwenden wir noch höhere pH-Werte.
- Der elektrolytische Entsäuerungsprozess ist dabei von entscheidender Bedeutung, denn auch durch Entgasung könnte man Wasser basischer machen.
- Entgastes Wasser kann man aber eher als totes Wasser bezeichnen, genau wie Wasser, das durch Überfiltrierung (Umkehrosmose) entmineralisiert wird.

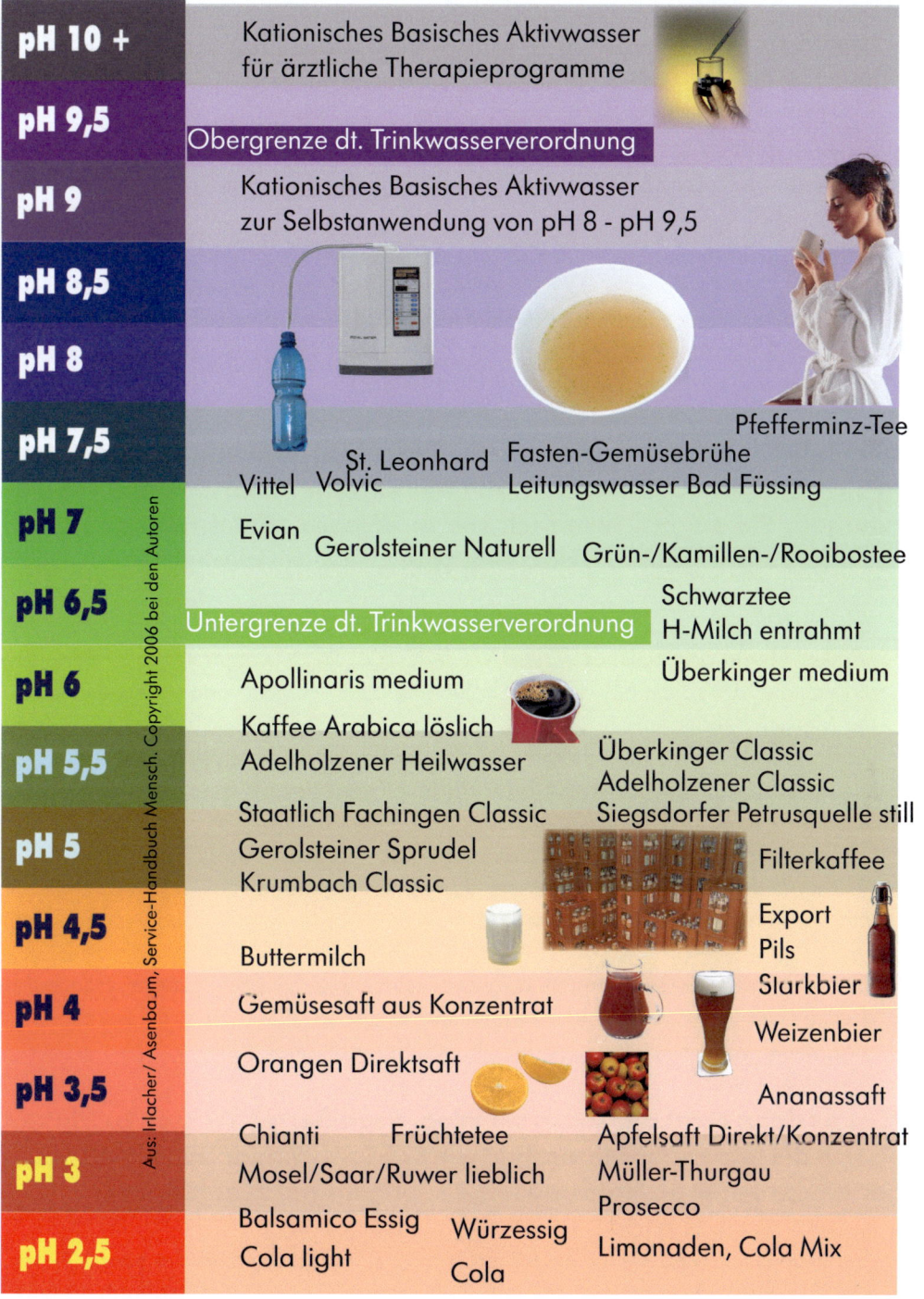

pH 10 + — Kationisches Basisches Aktivwasser für ärztliche Therapieprogramme

pH 9,5 — Obergrenze dt. Trinkwasserverordnung

pH 9 — Kationisches Basisches Aktivwasser zur Selbstanwendung von pH 8 - pH 9,5

pH 8,5

pH 8

pH 7,5 — Pfefferminz-Tee / St. Leonhard / Fasten-Gemüsebrühe / Vittel / Volvic / Leitungswasser Bad Füssing

pH 7 — Evian / Gerolsteiner Naturell / Grün-/Kamillen-/Rooibostee

pH 6,5 — Untergrenze dt. Trinkwasserverordnung / Schwarztee / H-Milch entrahmt

pH 6 — Apollinaris medium / Überkinger medium

pH 5,5 — Kaffee Arabica löslich / Adelholzener Heilwasser / Überkinger Classic / Adelholzener Classic

pH 5 — Staatlich Fachingen Classic / Gerolsteiner Sprudel / Krumbach Classic / Siegsdorfer Petrusquelle still / Filterkaffee

pH 4,5 — Buttermilch / Export / Pils / Starkbier

pH 4 — Gemüsesaft aus Konzentrat / Weizenbier

pH 3,5 — Orangen Direktsaft / Ananassaft

pH 3 — Chianti / Früchtetee / Mosel/Saar/Ruwer lieblich / Apfelsaft Direkt/Konzentrat / Müller-Thurgau / Prosecco

pH 2,5 — Balsamico Essig / Cola light / Würzessig / Cola / Limonaden, Cola Mix

Aus: Irlacher/ Asenbaum, Service-Handbuch Mensch. Copyright 2006 bei den Autoren

- Wenn Sie ein Wasser ganz ohne Ionen trinken, etwa destilliertes Wasser, verpassen Sie dem Körper eine Generalspülung, in der alles ausgeschwemmt wird. Denn es werden im Prinzip genauso viele negative wie positive Ionen darin gelöst und ausgeschieden.

Destilliertes Wasser ist also, wie wenn man ein Auto zum Waschen in einen See fährt, anstatt in eine Waschanlage?

- Jeder Vergleich hinkt, aber die Richtung stimmt schon. Extrem mineralarmes Wasser erhöht auch auf Dauer das Herzinfarkt-Risiko bei Männern um etwa ein Drittel. Dies kann man aus einer sehr umfangreichen neuen Massenstudie aus Finnland schließen, wo in einigen Landesteilen nur ein extrem mineralarmes Trinkwasser zur Verfügung steht.
- Lebenswichtig sind vor allem die basischen Ionen.

Aber viele Leute kaufen sich solches Wasser in Flaschen oder installieren sich Umkehr-Osmosefilter, die ein extrem mineralarmes Wasser erzeugen. Sie sagen, wenn ich schon Wasser trinke, muss es eben besonders stark gefiltert, also rein sein...

- Reiner Wahnsinn... Man darf den Begriff des „reinen Wassers" nicht fälschlich auf Mineralien übertragen. Solches Wasser, wie früher das Regenwasser, ist gut für Pflanzen, die sich die Mineralien aus der Erde holen und die auch ganz andere Mineralien als der Mensch benötigen.
- Reines Wasser sollte lediglich frei von Schadstoffen und Keimen sein. Das ist bei mitteleuropäischem Leitungswasser oft sogar eher gegeben als bei gekauftem Wasser aus der Flasche.
- Natürlich gibt es heute auch bei unseren hohen Wasserstandards immer wieder Gegenden, in denen man Leitungswasser filtrieren sollte. Hauptprobleme sind chemische und hormonelle Belastungen, die aber von der Wasserwirtschaft überwiegend gut gemanagt werden.
- Vor allem sind diese Belastungen, verglichen mit der durch Nahrungsmittel, Haushaltschemie oder Luft, eine fast nicht nennenswerte Größe. Wie man damit besser fertig wird, stellen wir in Kapitel 6 beim Entgiftungs-Service näher dar.

Wäre es dann nicht der sicherste Weg, destilliertes Wasser zu trinken und sich die fehlenden Mineralien wie Calcium, Magnesium und Kalium über entsprechende Nahrungsergänzungsmittel zuzuführen?

- Wie widersinnig. Erst nehme ich Mineralien raus, um sie dann wieder hinzuzufügen. Als ob in unserem streng kontrollierten Trinkwasser die größte Umweltgefahr läge!

- Es gibt manchmal dennoch Gründe für eine maximale Filtrierung, z.B. wenn die Trinkwasserleitungen problematische Stoffe enthalten.
- Angenommen, man will „reines" bzw. „hochohmiges" Wasser tatsächlich wieder zu einem selbstgemischten Mineraldrink aufbauen: Selbst vielbeworbene Basenpulver aus der Apotheke haben bei unseren Tests jedesmal Flüssigkeiten mit einem neutralen pH wie Leitungswasser ergeben, wenn man sie in Wasser löste. Dafür muss man nicht im Monat 30 und mehr Euro ausgeben.

Ein pH-neutrales Getränk, auch wenn viele Mineralien darin aufgelöst werden, enthält eine äquivalente Menge an Anionen und Kationen. Die Partie endet unentschieden.
Für unser Übersäuerungsproblem ein wertloses Nullsummenspiel.

- Im Prinzip gilt das auch für die früher naiv benutzten Entsäuerungsmittel auf Natriumhydrogenkarbonat-Basis oder auch stark calcium- und magnesiumhaltige Mineralwässer. Die darin gebundene Kohlensäure ist zwar relativ leicht entsorgbar, sei es durch kräftiges Aufstoßen, Darmwinde oder durch Abatmen über die Lunge. Wir haben aber im letzten Kapitel genügend über das gestörte Gleichgewicht zwischen Sauerstoff und Kohlendioxid gesprochen, um die Fragwürdigkeit dieser Entsäuerungsmittel einzusehen.
- In der Praxis lösen die Leute das Entsäuerungspulver in einem winzigen Glas auf und kippen es hinunter, um den Geschmack nicht so lange auf der Zunge zu haben.
- Was dann passiert, ist sicherlich noch nicht bis ins letzte durchforscht. Es scheint aber nach meiner Beobachtung so, dass nicht genügend Wasser zugeführt wird, um die Mineralien gleich mit in den Darm zu spülen.
- Also wittert der Magen sofort seinen rapide abfallenden Säurespiegel und produziert reflexartig auf Vorrat Säure nach. Bevor er zur Ruhe kommt, sind die Mineralien neutralisiert und das Gläschen Wasser ist verschwunden.
- Wenn dann keine deftige Mahlzeit folgt, sorgt die ungenutzte Magensäure auf Dauer für Magenprobleme. Damit der Magen sich nicht selbst verdaut, muss der Körper erneut basische Mineralien herbeischaffen, die dann anderswo fehlen.
- Ein Teufelskreis. Man neutralisiert zwar Säure durch das Basenpulver, schafft aber paradoxerweise eine lokale Übersäuerung. Man könnte es auch eine Art Jo-Jo-Effekt der Säure nennen, den sogenannten Säure-Rebound, wie er als Nebenwirkung von Magensäureblockern bekannt ist.

Man müsste das Basenpulver also in erheblich mehr Wasser auflösen, um diese Art von Jo-Jo-Effekt zu vermeiden ?

- Theoretisch ja. Dr. Batmanghelidj schreibt ja auch in seinen diversen Büchern, dass er allein durch größere Wassermengen eine erhebliche Zahl von Magenkranken heilen konnte, insbesondere solche mit Magengeschwüren.
- Nur sollte man bedenken, dass Dr. Batmanghelidj seine klinische Erfahrung fast ausschließlich als Arzt eines persischen Gefängniskrankenhauses gesammelt hat. Ich glaube nicht, dass die Patienten dort unter Überernährung, Zivilisationsdrogen oder Bewegungsmangel gelitten haben.

Dr. Batmanghelidj hatte es absolut nicht mit dem generellen Problem der Übersäuerung zu tun, das die bei uns vorherrschenden chronischen Zivilisationskrankheiten kennzeichnet.

- Zurück zum Jo-Jo-Effekt: Das Hauptproblem ist, dass Wasser mit sinnvollem Basenpulver in größeren Mengen auf Dauer einfach nicht genießbar ist. Abgesehen davon ist es in der Regel trüb und eignet sich weder gut zum Mischen noch zum Kochen.
- Es ist den Patienten höchstens während einer Kur oder einem beschränkten Zeitraum, z.B. während einer Magenkrise, aber nicht auf Dauer zuzumuten. Deshalb haben wir im Jahr 2004 endlich eine universell befriedigende Lösung gefunden, nämlich das schon erwähnte kationische, basische Aktivwasser. Es schmeckte bisher jedem, der es gekostet hat, und ist auf Dauer wirtschaftlicher und gesünder als jedes andere von uns getestete Getränk.

Was ist kationisches, basisches Aktivwasser?

- Das ist unsere deutsche Bezeichnung für eine in Japan und Korea schon seit über 20 Jahren verbreitete Art der Trinkwasseraufbereitung. Dort spricht man meist von Alkaline Water oder Reduced Water. In Japan sind aufgrund früher Empfehlungen des dortigen Gesundheitsministeriums schon sehr viele Haushalte mit Geräten ausgestattet, um basisches Aktivwasser herzustellen. Selbst Sushi-Hersteller benutzen es, weil der Reis dadurch eine besondere Qualität bekommt.
- Bei uns wurde es eher durch Zufall bekannt, weil es in Deutschland eines von weltweit nur drei natürlichen Vorkommen des basischen Aktivwassers gibt. Professor Sanetaka Shirahata, einer der führenden Forscher auf diesem Gebiet von der japanischen Zukunfts-Universität Fukuoka, hat spektakuläre Versuche mit diesem deutschen Wasser gemacht. In der Wissenschaft spricht man auch vom sogenannten „Nordenau-Phänomen", benannt nach einem Schieferstollen im Hochsauerland, zu dem nicht nur Wissenschaftler, sondern auch Heilungssuchende mit chronischen Übersäuerungskrankheiten pilgern, um das seltene Wasser dort aus Plastikbechern zu trinken.

Diese seltene Wasserart von Nordenau kommt im Gegensatz zu allen anderen Wässern nicht in einem einigermaßen ausgeglichenen Verhältnis von Anionen und Kationen aus der Erde. Es fehlen ihm die negativen Anionen, sodass es stark zum Basischen neigt und antioxidativ wirkt. Ursache ist eine geomagnetische Anomalie.

- Das bedeutet, dass dieses Wasser nach dem Trinken in unserem Körper auf die Suche nach negativen Anionen geht und dadurch entsäuernd wirkt. Genau deshalb hat sich auch die Bezeichnung Aktivwasser eingebürgert. Dieses Wasser ist aktiv auf der Suche nach Säurebestandteilen, um die positiven Kationen in sich auszugleichen. In unserem Körper herrschen ja keine geomagnetischen Anomalien, also strebt das Wasser hier sofort in seine natürlich ausgeglichene Struktur.
- Gleichzeitig ändern sich durch die Anomalie auch die elektrischen Kräfte im Wasser, das sogenannte Oxidations-Reduktions-Potential (ORP). Man spricht auch vom negativen Redoxpotential. Koreanische Forscher haben errechnet, dass ein Liter die antioxidative Kraft von 10 Zitronen hat.
- Misst man den Unterschied verschiedener üblicher Wassersorten mit einem Redox-Messgerät, wird die Überlegenheit deutlich: Positive Spannungswerte zeigen die Oxidationsfähigkeit des Wassers, also die Fähigkeit, etwas zu verrosten. Negative Spannungswerte zeigen die Entrostungsfähigkeit.

Leitungswasser	+ 600 mV
Mineralwasser	+ 300 mV
Quellwasser	+ 150 mV
Kationisches Aktiv-Trinkwasser	- 150 bis - 400 mV
Kationisches Aktiv-Therapiewasser	- 400 bis - 900 mV

- Wir sprechen also von einem Unterschied von bis zu 1,5 Volt, das entspricht der Spannung einer Mignonbatterie, mit der man ein Taschenradio betreiben kann.
- Vielleicht verstehen Sie jetzt besser, warum wir das basische Aktivwasser bei den Sauerstoff-Therapieprogrammen als Antioxidationsmittel einsetzen. Es ist so stark wie eine große Menge Vitamine. Und es kann vom Körper viel leichter aufgenommen werden.
- Bei seinem Besuch im Stollen von Nordenau berichtete Professor Shirahata von japanischen Krebskliniken, wo die Patienten täglich 4 bis 6 Liter dieses Wassers zu trinken bekommen. Nachdem Krebspatienten, vor allem nach der Chemotherapie, mit höchstem oxidativen Stress durch freie Radikale zu kämpfen haben, ist dies ein konsequentes und plausibles Vorgehen. Das Wasser „verschluckt" die freien Radikale regelrecht.

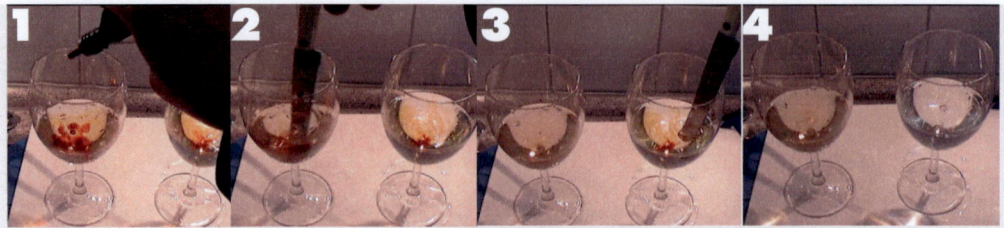

Der Test der antioxidativen Kraft des basischen Aktivwassers geht so: In ein Glas Leitungswasser und ein Glas basisches Aktivwasser werden 5 Tropfen Jod-Tinktur gegeben (Bild 1), also ein extrem starkes Oxidationsmittel. Danach werden beide Gläser umgerührt (2,3). Während die braunrote Färbung im linken Glas bleibt, verschwindet sie im rechten Glas sofort nach dem Umrühren. (4)

Links unten geben wir eine Messerspitze Vitamin C (5) in das Glas mit dem jodierten Leitungswasser. Sofort entfärbt (entrostet) es sich, das heißt, das Vitamin macht die Oxidation durch das Jod rückgängig, genau wie es vorher beim basischen Aktivwasser der Fall war. (6) Energiesparend ist es auch und kocht ca. 5 % schneller als Leitungswasser. (7)

Aber auch energiereich! (8): Beim Auslaufen aus dem Hahn des Elektrolysegeräts kann der überschüssige Wasserstoff durch die Knallgasprobe hörbar und sichtbar nachgewiesen werden. Ein Teil der Wasserstoffatome aus der Elektrolyse verbindet sich nach Meinung einiger Forscher nicht zum Wasserstoffgas, sondern lagert sich an die Kationen Calcium, Magnesium, Kalium etc. an. Dem Wasserstoffreichtum wird die antioxidative Kraft des basischen Aktivwassers zugeschrieben. Da Wasserstoff sehr leicht aus dem Wasser entflüchet, sollte man das basische Aktivwasser rasch nach der Herstellung trinken oder kühl und luftfrei verschlossen lagern.

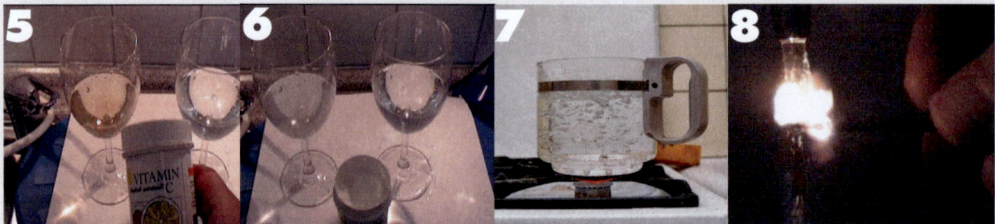

Einfach gesagt: Das basische Aktivwasser ist ein entsäuernder Maximal-Rostschutz zum Trinken. Der Star unter den Antioxidantien. Und dieses Wasser schmeckt?

- Russen, Japaner und vor allem Koreaner haben längst Geräte entwickelt, mit denen man die geomagnetische Anomalie durch einen patentierten Elektrolyseprozess ersetzt. Das Ergebnis ist wahrscheinlich besser als das Original in Nordenau, und der hervorragende Geschmack hat mich wirklich selbst überrascht.
- Während eine entsäuerte Lösung mit basischen Mineralien und einem pH Wert von 9 bis 10 ziemlich nach Seifenlauge schmeckt, ist ein künstlich hergestelltes basisches Aktivwasser mit demselben pH Wert auch ungemein süffig.

- Nachdem wir basisches Aktivwasser seit 2004 allen Patienten mit chronischen Übersäuerungskrankheiten verordnen, haben wir bereits umfangreiche Compliance-Daten
(Patienten-Mitwirkung bei der Behandlung) in Bad Füssing sammeln können.

*Selbst anspruchsvolle Kurgäste, die am Anfang sagten, sie könnten
oder wollten überhaupt niemals Wasser pur trinken - schließlich sei
kein Krieg - haben dann täglich bis zu 2 Liter Wasser pH 9 getrunken.
Ihr natürlicher Durst ist wieder erwacht, und sie haben sich noch während der Kur ein zur Herstellung geeignetes Ionisationsgerät bestellt.*

**Basisches Aktivwasser schmeckt offenbar auch bei technischer Her-
stellung. Es entsäuert, und ist auch ein hochwertiger Radikalfänger,
vergleichbar etwa den antioxidativen Vitaminen?**

- Offenbar noch besser. Das Problem der Versorgung mit Antioxidantien ist ja zumindest beim Vitamin C weithin bekannt. Der Körper stapelt die Ascorbinsäure nicht,
sondern scheidet den aktuellen Überschuss aus. Dem begegnet die Pharmaindustrie
damit, dass sie Vitamin-C-Pillen entwickelt hat, die den Wirkstoff nur allmählich frei-
geben. Wenn wir aber dem Körper dem ganzen Tag lang gut aufnehmbares Wasser mit hohem Antioxidationspotential zuführen, haben wir ständig überall im Körper
Antioxidantien zur Verfügung, weil das Wasser ja überall hin kommt. Ein fast revoluti-
onär zu nennender Vorteil.

**Das wäre ein gewaltiger Fortschritt in der Bekämpfung von oxidativem
Stress, der für so viele Krankheiten einschließlich Krebs veranwortlich
gemacht wird. Worin liegt die praktische Schwierigkeit?**

- Nennen wir es das Orangensaft-Dilemma: Frisch gepresst, ist er am gesündesten. Wenn
wir ihn längere Zeit dem Licht aussetzen, schwindet die Wirkung des Vitamin-C, weil
das Antioxidationspotential vom Licht „aufgefressen" wird. Genau so wenig haltbar
ist die antioxidative Vitamin-Eigenschaft des basischen Aktivwassers.
- Es wäre also ein Umdenken für den Getränkehandel erforderlich. Man kann ja alle
wasserhaltigen Getränke mit basischem Aktivwasser herstellen. Vielleicht reduziert
das eines Tages die vielen Flaschentransporte und man mischt Konzentrate vor Ort
mit basischem Aktivwasser.
- Basisches Aktivwasser ließe sich sicherlich auch gastronomisch gut verkaufen. Die
ersten Kaffeehausbesitzer haben das schon erkannt. Nicht zuletzt deshalb, weil die
Gäste es gerne trinken, vor allem zum Kaffee.

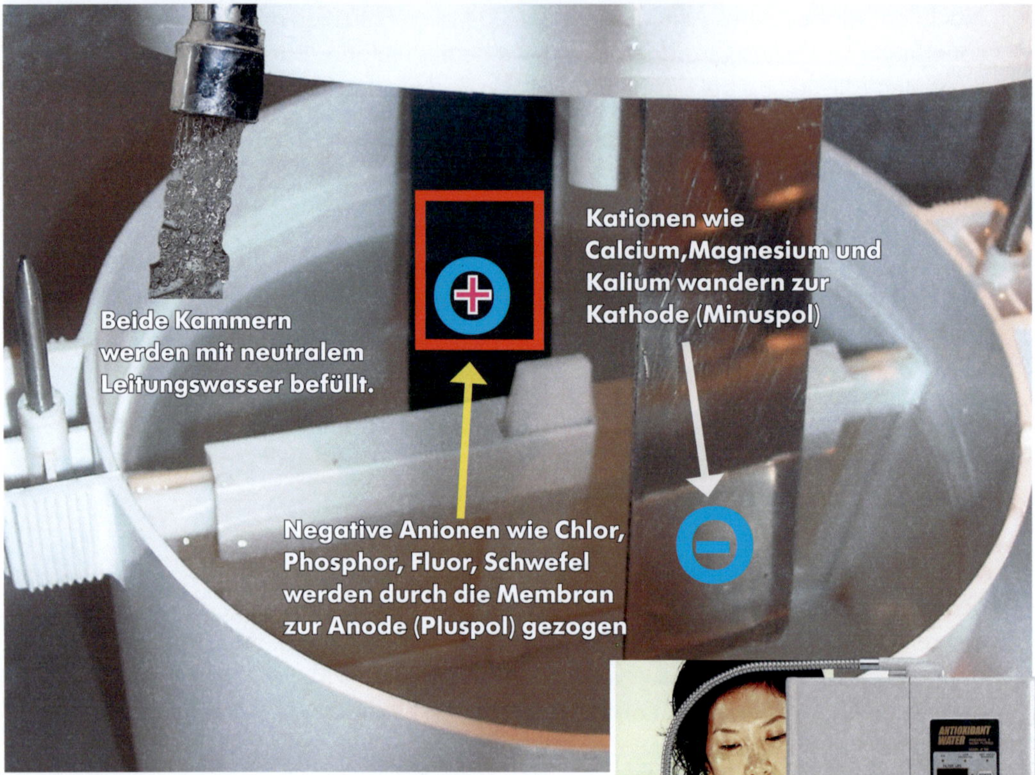
Beide Kammern werden mit neutralem Leitungswasser befüllt.
Kationen wie Calcium,Magnesium und Kalium wandern zur Kathode (Minuspol)
Negative Anionen wie Chlor, Phosphor, Fluor, Schwefel werden durch die Membran zur Anode (Pluspol) gezogen

ANTIOXIDANT WATER
ROYAL WATER

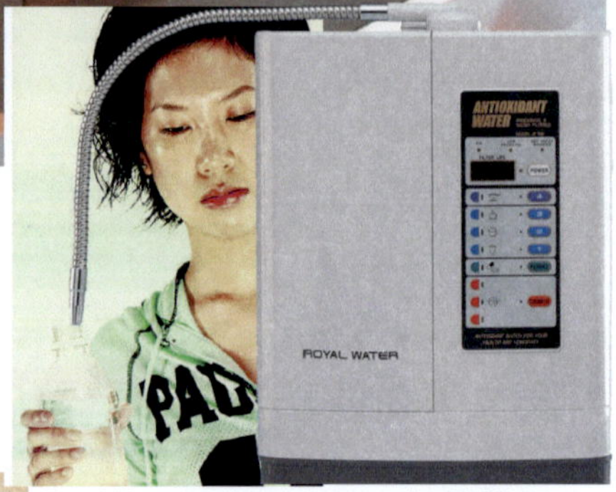

In fast jedem natürlichen Wasser halten sich saure Anionen und basische Kationen die Waage. Durch den Trick mit der Elektrolyse kann man das Wasser seiner negativen sauren Hälfte berauben. Dadurch wird es begierig auf Säuren, verbindet sich mit diesen, und hilft so dem Körper, sie auszuscheiden.

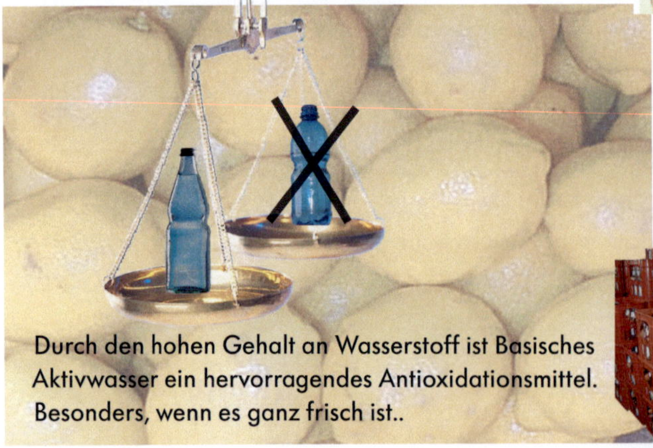

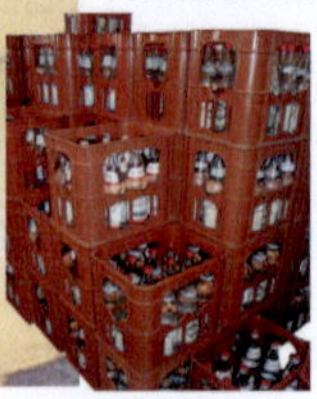

Durch den hohen Gehalt an Wasserstoff ist Basisches Aktivwasser ein hervorragendes Antioxidationsmittel. Besonders, wenn es ganz frisch ist..

Die Wasserionisation wurde 1931 in München erfunden. Die modernen Ionisatoren aus Korea brauchen nicht 12 Stunden, sondern nur noch 30 Sek. zur Herstellung einer Flasche basischen Aktivwassers pH 9. Zusätzlich haben sie Vorfilter für das Leitungswasser.

Mineralwasser muss nicht mehr geschleppt werden. Wasserzusätze sind nicht nötig.

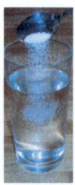

Ist eine solche Technik denn auch außerhalb der Kurarztpraxis empfehlenswert?

- Die meisten Patienten, die das basische Aktivwasser im Rahmen unserer Kurkonzepte für etwa zwei Wochen testen, wollen sich anschließend ein Gerät zur Aktivwasser-Zubereitung zulegen. Kein Flaschenschleppen mehr. Die Anschaffung rechnet sich rasch.
- Der Grund sind erstaunliche Schnell-Effekte: Schon nach wenigen Tagen beobachten wir z.B. Verbesserungen im Magen-Darm-Trakt. Sodbrennen, Blähungen und Verstopfung, verschwinden oft noch am Kurort. Die Vitalität steigt. Der Blutdruck sinkt. Das Blutbild verbessert sich sichtbar. Die Langzeiteffekte sind nahezu ausnahmslos sehr positiv.

- **Woran liegt die offensichtliche „Süffigkeit" des pH 9 - Wassers ?**

- So paradox es klingen mag: Dieses Wasser ist nasser. Es flutscht geradezu in die Gewebe. Man hat mittels hochempfindlicher Messgeräte aus dem Bereich der Magnetresonanztomographie festellen können, dass die Wassermoleküle im basischen Aktivwasser zu kleineren Gruppierungen neigen als bei anderen Wassersorten. Diese kleineren, sogenannten „Cluster" (= geometrisch geordnete Wassermoleküle) könnten das Wasser tatsächlich flüssiger und dadurch süffiger und wohlschmeckender machen.
- Chemiker, Physiker und Biologen streiten dennoch darüber, ob diese kleineren Cluster, die dem Wasser in unseren Zellen viel ähnlicher sind als die meisten sonstigen gängigen Wassersorten, so beständig sind, dass sie den Trinkvorgang überdauern. Denn normalerweise ist Wasser eben das anpassungsfähigste Molekül der Biologie und passt sich innerhalb einer milliardstel Sekunde jedem Reiz von Außen an.
- Für mich als Arzt ist nicht die Theorie, sondern die Praxis entscheidend. Alle getesteten Patienten trinken von diesem basischen Aktivwasser mehr als von anderem Wasser. Und darauf kommt es an, wenn man parallel zur Übersäuerung auch den Wassermangel beseitigen will.

Von kleineren „Wasserclustern" sprechen auch die Befürworter der Wasserverwirbelungstechnik. Oder die Anbieter von Wassermagnetisierern, Steinen, Kristallen oder Keramiken, die man ins Wasser legt usw.... Kann man diese Techniken mit den Wasserionisatoren der japanischen und koreanischen Mediziner vergleichen?

- Unbestreitbar ist, dass Wasser sich nicht nur seinen gelösten Bestandteilen, sondern auch seiner Umgebung in seiner Struktur anpasst. Man kann Wasser mit einem Wiener Walzer bestrahlen oder mit Punk-Musik. Wenn man es dabei schockfrostet, wachsen ganz unterschiedliche Eiskristalle.

- Jeder, der als Jugendlicher schon mal Schneeflocken unter dem Mikroskop angesehen hat, weiß doch, dass kein Kristall dem anderen gleicht. Wasser bildet die Welt ab, durch die es dampft oder fließt. Aber in dem Augenblick, wo man es einfriert, hält es den Augenblick fest.
- Eine Verwirbelung, elektromagnetische Felder, Schall oder ein Kristall im Wasser strukturieren die Wassermoleküle neu.
- Der entscheidende Punkt liegt aber darin, dass sich zumindest reines Wasser normalerweise in einer milliardstel Sekunde auch wieder einer neuen Umgebung anpasst. Man trinkt ja den Kristall nicht mit oder lässt sich einen Wirbler in den Darm einbauen...

Besitzt denn Wasser kein Gedächtnis, wie vielfach behauptet wird?

- Aber natürlich besitzt es ein Gedächtnis, insofern es Strukturen abbildet. Leider nur in Form von Eis. Alle Bilder, die das Wassergedächtnis beweisen sollen, zeigen Eiskristalle. Aber Wasser im flüssigen Aggregatzustand umspült alles, was es greifen kann. Es ist daher sogar ausgesprochen „vergesslich".
- Flüssiges Wasser ist so untreu wie die schöne Helena. Es kann in Lichtgeschwindigkeit zum Gegner wechseln.
- Wahrscheinlich ermöglicht flüssiges Wasser genau deshalb das Leben. Die Basenpaare unserer Erbsubstanz DNA werden nur durch Wasserstoffbrückenbindungen zusammengehalten. Das Gedächtnis des Lebens liegt aber wohl eher in den Basenpaaren als im Wasser selbst.

Was ist des Pudels Kern beim basischen Aktivwasser?

- Jeder, der ein Übersäuerungsproblem hat und seine Lebensweise nicht radikal verändern kann oder will, sollte sich die Anschaffung eines entsprechenden Wasser-Ionisators für zuhause überlegen. Er wird sich vor allen Säuresünden immer wieder den ausschlaggebenden Vorsprung sichern.

Das basische Aktivwasser ist das Perpetuum-Mobile der Entsäuerung

Manche Säuren sind wirklich nur mit geduldigem Trinken von basischem Wasser aus ihren diversen Verkapselungen im Körper zu lösen.

- Oft kann ich bei der Vitalblutanalyse im Dunkelfeldmikroskop regelrecht dabei zusehen, wie das basische Aktivwasser die Harnsäurekristalle aus den Gelenken freisetzt. Dabei kann durchaus sogar kurzfristig der Harnsäurespiegel im Blut steigen. Ein typischer Effekt der Trink-Kur.
- Hauptsache, die Harnsäure verschwindet allmählich aus den Gelenken und wird über

die Niere ausgeschieden, die Schmerzen verschwinden und die Beweglichkeit kehrt zurück.

- Im Endeffekt könnten wir unser Gesundheitswesen finanziell erheblich entlasten, wenn wir mit dauerhafter Entsäuerung ohne Medikamente vielen chronischen Krankheiten den Nährboden entziehen würden.
- Auch privat rechnet sich die Investition ziemlich rasch. Ein komfortabler Durchlauf-Ionisator kostet nicht mehr, als ein normaler Zwei-Personen-Haushalt in wenigen Monaten für Mineralwasser ausgibt. Eine solche Anschaffung ist wohl für jeden Haushalt möglich und für die allermeisten zu empfehlen.

Welche Indikationen stehen denn bei der Trink-Kur mit basischem Aktivwasser im Vordergrund?

- Natürlich die Übersäuerung. In einer Kurarztpraxis findet sich ja selten jemand ein, der nicht übersäuert ist, sodass ein entsprechender Test oft gar nicht notwendig wäre.
- In diesem Buch wird an vielen Stellen darauf verwiesen, welche katastrophalen Auswirkungen die Übersäuerung auf Gelenke, Organe und Kreislauf haben kann.
- Magen- und Darmbeschwerden wie Sodbrennen, Blähungen und Verstopfung habe ich schon genannt.
- Vielfache Studien anderer und unsere eigenen Beobachtungen zeigen eine Verbesserung bei bestehendem Bluthochdruck.

Fallbeispiel Frau P., 57 Jahre, chronisch saurer Magen und Darm

- Wegen ihres Bluthochdrucks nahm die Patientin ein Diuretikum („Wassertablette").
- Weil dadurch die Harnsäure steigt, bekam sie auch ein Mittel gegen die Harnsäure.
- Wie üblich, erhielt sie auch gleich ASS 100 mg, wodurch sich bald Magenbeschwerden einstellten.
- Also schluckte sie auch einen Säureblocker. Erfolglos.
- Darauf bekam sie zweimal innerhalb eines halben Jahres eine gefährliche Magen-Darmblutung, die zur Gabe von Blutkonzentraten zwang.
- Als Frau P. zu uns kam, lag ihr Säurewert katastrophal bei pH 5,9.
- Wir gaben ihr täglich 2 Liter basisches Aktivwasser.
- Innerhalb von 14 Tagen ging es ihr besser. Der Säurewert war auf pH 6,5 gestiegen.
- Ich empfahl ihr, weiterhin basisches Wasser zu trinken und in Rücksprache mit ihrem Hausarzt die Medikamente anzupassen.
- Als ich sie ein Jahr später wieder sah, nahm sie kein ASS mehr, der Säureblocker war überflüssig geworden, und der Säuretest ergab den fast optimalen Wert von pH 7,0.

Auch beim Diabetes Typ II messen wir analog zur Fachliteratur über basisches Aktivwasser häufig Verbesserungen der Blutzucker-Langzeitwerte (siehe Kasten unten).

- Ich führe dies auf eine entsäuerungsbedingte Entlastung der Pankreasdrüse und der Inselzellen zurück, die sich dadurch wieder erholen können. Gerade Diabetiker haben oft einen akuten Wasserbedarf, um Blutzuckerspitzen über die Niere abzubauen. Da basisches Aktivwasser äußerst schnell resorbiert wird, kann der besondere Wassernotstand des Diabetikers rasch beseitigt werden.

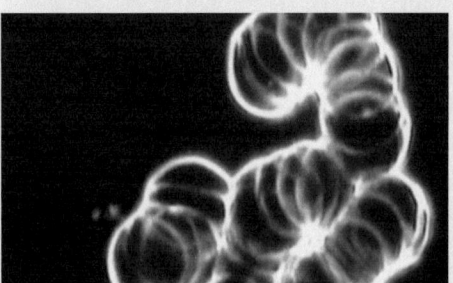 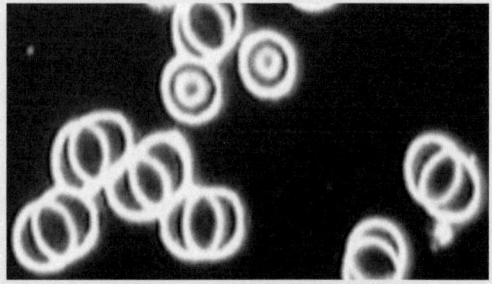

Nur 14 Minuten trennen diese beiden dunkelfeldmikroskopischen Aufnahmen eines 49 - jährigen Typ II Diabetikers, der mit einem HbA1c von 6.3 an der Metforminschwelle stand. In diesen Minuten hatte er 0,5 l basisches Aktivwasser pH 9 getrunken. Die schnelle Wasseraufnahme beseitigte praktisch sofort die deutliche Geldrollen-Verklebung der roten Blutkörperchen. Nach 3 Monaten Trink-Kur mit basischem Aktivwasser war sein HbA1c ohne weitere Maßnahmen wie Diät oder Medikamente, auf 6.0 gesunken. Seine Klagen über taube Füße und Kribbeln in den Zehen hörten vollkommen auf. Er trug auch wieder seine frühere Lesebrille, weil die Sehfähigkeit um 0,5 Dioptrien zugenommen hatte.

- In der Literatur und aus einzelnen eigenen Beobachtungen werden auch immer wieder Verbesserungen im Bereich der Atemwegsorgane deutlich. Lange festsitzender Schleim löst sich, trockener Husten ebbt ab.
- Auch Asthma und Pollenallergien scheinen sich zu verbessern. Ich erinnere mich an einen langjährigen ausgeprägten Pollenallergiker, der im ersten Jahr der Anwendung von basischem Aktivwasser nur 0,2 Liter pro 10 Kilogramm Körpergewicht täglich trank. Er brauchte immer noch Antihistaminika und sogar Cortison und Epinephrin bei manchmal auftretenden lebensbedrohlichen Schockzuständen. Im folgenden Jahr war er allgemein besser entsäuert, was der Speicheltest zeigte. Und er trank zur Heuschnupfenzeit gleich morgens beim Aufwachen einen ganzen Liter und dann bis zum Abend insgesamt 0,3 Liter pro 10 kg Körpergewicht. Er benötigte keinerlei antiallergische Arznei mehr und war auch im Frühling immer munter.
- Manche Anwender berichten von einer „Verjüngung" der Haut und sehen tatsächlich „rosiger" aus.
- Trinker berichten, sie könnten mehr Alkohol trinken, ohne einen Kater zu bekommen - ein zweifelhafter Erfolg.

- Muskelschmerzen verschwinden manchmal sogar sehr schnell, vor allem, wenn sie durch mangelnden Trainingszustand hervorgerufen werden, der häufig während einer Kur besonders offenkundig wird.

Wir sehen das basische Aktivwasser als begleitendes Therapeutikum bei jeder Art von Aktiv-Kur, besonders bei Gelenks- und Kreislauferkrankungen.

- Hinzu kommt, dass es auf vielfältige Weise die Sauerstoffversorgung begünstigt. Wir setzen es als Turbo-Faktor bei der Luft-Kur mit Aktivsauerstoff und auch bei allen Anwendungen von pulsierenden Magnetfeldern ein, die bei Gelenksleiden so ungemein effektiv sein können (siehe hierzu Kapitel 7).

Kann man zuviel vom basischen Aktivwasser trinken?

- Ich empfehle zur Entsäuerung eine Menge von 0,3 Liter pro 10 kg Körpergewicht mit einem pH Wert von 9-9,5. Die Entsäuerung dauert manchmal nur Wochen, manchmal ein ganzes Jahr.
- Wenn sich der Speichel pH normalisiert hat, kann man auf 0,2 Liter absenken, das heißt, dass ein Patient mit 70 kg zwei 0,7 Liter Flaschen am Tag davon zu sich nehmen sollte, wenn er ansonsten noch eine Flasche normales Wasser zu sich nimmt.
- Wenn der Speichel pH bei einer wöchentlichen Kontrollmessung zweimal 7,2 überschreitet, sollte man den pH Wert des Aktivwassers auf 8 - 8,5 einstellen, das ist immer noch wesentlich mehr als normales Leitungswasser, das je nach Gegend knapp unter oder knapp über dem neutralen pH-Wert von 7 liegt.
- In der Praxis ist mir noch niemand begegnet, der durch das Trinken von basischem Aktivwasser Probleme einer Untersäuerung erlitten hätte. Schließlich produziert jegliche Form von Stoffwechsel einen Säureüberschuss. Trotzdem: Eine monatliche Kontrolle des Speichel pHs kann nicht schaden.

Wann soll man denn das basische Aktivwasser trinken?

- Immer - denn wir sehen es ja als „Perpetuum-Mobile der Entsäuerung" an. Außer während und kurz nach einem deftigen Essen, wenn man viel Säure zum Verdauen braucht. Wenn Sie es zum Mischen mit sauren Getränken wie Wein verwenden, mildert es deren Säure ab, und Sie können das Mischgetränk auch zu den Mahlzeiten trinken.
- Trinken Sie es „für den kleinen Hunger zwischendurch" pur. Er wird sich erst viel später wieder zurück melden. Die neuere Ernährungswissenschaft ist sich übrigens gar nicht mehr so einig, dass viele kleine Mahlzeiten gesünder sind als wenige große.

- Auch die Verdauungsorgane, so heißt es, brauchen mal längere Ruhepausen. Ein Mensch, der praktisch ständig mit Verdauen beschäftigt ist - lebt der nicht zumindest geistig immer auf Sparflamme?

- Wenn Sie das basische Aktivwasser ca. 30 Minuten vor einer Mahlzeit trinken, reduziert sich Ihr Heißhunger meist auf den normalen Nahrungsbedarf. Ganz wichtig ist das Trinken gleich nach dem Aufwachen und kurz vor dem Einschlafen, um die Entsäuerungsphasen während der Nachtstunden zu unterstützen.

- Man kommt um ein kontinuierliches Entsäuerungsklärwerk wie das basische Wasser nicht herum, wenn man topfit werden will. Und topfit heißt eben, dass man seine Leistungsabrufe an den Körper nicht „aus Altersgründen" reduziert.

- Leistung heißt Verbrennung, und daraus entstehen Säuren. Die müssen wir wegatmen und wegtrinken, wie es in den letzten beiden Kapiteln beschrieben wurde.

Empfehlen Sie auch, mit basischem Aktivwasser zu kochen?

- Beim Kochen geht natürlich die antioxidative Wirkung, also die Vitamineigenschaft des basischen Aktivwassers verloren. Das ist wie bei normalem Obst und Gemüse auch. Aber der basische Charakter des Wassers bleibt erhalten und hilft beim Entsäuern.

- Vor allem sollte man auch an das Mischen mit Getränken denken, zudem auch manche natürlichen Säfte ziemlich sauer sind (vgl. Tabelle S. 53).

- Obst ist eigentlich ein natürliches Bioprodukt wie der Mensch. Es sollte genau wie wir zumindest im ausgereiften Zustand ein basisches Übergewicht besitzen.

- Leider bekommen wir kaum mehr ausgereiftes Obst auf den Tisch. Vor allem wird durch den modernen Anbau in Gewächshäusern mehr auf Kosmetik als auf biologische Qualität geachtet. Dies geht zu Lasten des Gesamtmineralgehalts, also sowohl der sauren als auch der basischen Ionen.

- Im Ergebnis heißt das, dass wir durch Obst, aber auch durch Gemüse unseren basischen Mineralbedarf nicht mehr so leicht decken können.

- Das Trinken von Säften aus ausgereiften Früchten bringt in dieser Hinsicht einen gewissen Vorteil. Allerdings werden diese meist aus Konzentraten hergestellt. Es fehlt ihnen also die ursprüngliche Wasserqualität der Früchte. Das Wasser aus dem Brunnen der Abfüllbetriebe ersetzt deren Zellwasser. Das ist aber kein Wasser, das biologisch so hochwertig ist wie das in Obst oder Gemüse.

- Aus Untersuchungen über den Unterschied zwischen Leitungs-/Kranwasser und Zellwasser wissen wir, dass Zellwasser dünnflüssiger ist als Leitungswasser. So kann es im Körper leicht hin und her fließen. Wenn man das Fruchtkonzentrat mit basischem Wasser aus einem Ionisator mischen würde, wäre es besser, denn das basische Wasser hat fast dieselbe Clustergröße wie unser menschliches Zellwasser. Außerdem bringt es noch einen deutlichen Überschuss an basischen Puffermineralien mit und ist - frisch dazugemischt - natürlich auch ein hochwertiges Antioxidationsmittel.

Kapitel 4
Entschlackungs-Service
Das Bad Füssinger Darmzotten-Bad

Ein- und Ausatmen, Trinken und die Urinausscheidung sind am wichtigsten. Auf Platz 3 der menschlichen Grundbedürfnisse stehen Magen und Darm. Essen muss man überhaupt nicht, wie die Möglichkeit künstlicher Ernährung beweist. Aber ein nicht mehr funktionierender Stuhlgang bedeutet höchste Vergiftungsgefahr.

Herr Dr. Irlacher, der Begriff Entschlackung hat in der medizinischen Wissenschaft keine fest umrissene Bedeutung. Er wird aber oft als Sammelbegriff für „Überflüssiges" im Körper benutzt...

- Wer von Entschlackung redet, meint meist Müll, der über den Darm ausgeschieden werden sollte.
- Ein überlasteter Darm kann auch selbst vermüllen und sollte dann von äußeren Hilfstruppen entschlackt werden. Immerhin geht es dabei um eine Fläche von rund 250 Quadratmetern.
- Oft sind die Übergänge zwischen Entsäuerung und Entschlackung fließend. Bei beidem spielt jedenfalls Wasser eine ganz entscheidende Rolle.

Eine der großen Taten des sagenhaften Helden Herakles war die Reinigung des sogenannten Augiasstalles, der seit 30 Jahren nicht mehr ausgemistet worden war. Er löste das Problem, indem er zwei Flüsse mitten durch leitete.

- So mancher menschliche Dickdarm, der es nötig hätte und ständig vor sich hin nörgelt, wartet schon länger als 30 Jahre auf seinen Herakles.
- In vielen Fällen hilft es einfach nicht, regelmäßig ein paar Reinigungstabletten in Form von Abführmitteln einzuwerfen. Die nehmen manche verhärteten Schlacken, die sich in den Darmzotten verkeilt und verzurrt haben, einfach nicht mit.
- Das was wir jetzt mal Schlacken nennen, ist das Überbleibsel jahrzehntelangen Wassermangels im Darm. Über die Ursachen haben wir schon in den letzten Kapiteln gesprochen.

Viele Abführmittel verschlimmern den generellen Wassermangel dadurch, dass sie sich vollsaugen und Wasser aus dem übrigen Körper in den Darm ziehen...

- Das schafft neue Probleme an anderer Stelle.
- Noch bedenklicher ist das Abführmittel Nr. 1, der koffeinhaltige Kaffee am Morgen. Er zwingt die Darmmuskulatur zu nervöser Bewegung und zieht auch aufgrund seines Säuregehalts Wasser plus basische Mineralien in den Darm. Dadurch bewegt sich zwar zunächst der Darm vermehrt und befördert seinen nunmehr besser gewässerten Inhalt hinaus, aber auch die wertvollen Mineralien werden durch die Pufferung der Säuren verschwendet.

Ein Teufelskreis entsteht: Erst führen wir uns durch die Nahrung Mineralien zu, dann benutzen wir diese, um die Nahrungsreste wieder los zu werden. Was bleibt dem Körper von der Mahlzeit an Wertvollem übrig?

- Zu wenig! Zunächst bekommen wir Durst, weil der Körper das Koffein ausscheiden und den Flüssigkeitsverlust ausgleichen will. Noch durstiger machen Colagetränke. Von wegen Durstlöscher! Colas haben zwar weniger Koffein als Kaffee, sind aber weitaus saurer. Sie haben über 100 mal so viele saure Ionen wie Kaffee! Das putscht den Stoffwechsel nach oben mit der Folge von weiterem sauren Abfall.
- Kurzum, wenn wir den Durst wieder mit Kaffee oder Cola löschen, führt es zu noch größerem Wasserverlust!
- Dann schaltet das Gehirn auf Minimalbetrieb und die Nachmittagsmüdigkeit setzt schon vor dem Mittagessen ein...
- Das Essen selbst verliert seinen tieferen Sinn: Wenn wir die wertvollen Mineralien unsererer Nahrung für reine Verdauungszwecke missbrauchen, verlangt der Körper zur Deckung des Energiebedarfs primitive Energieträger wie den Zucker im Kaffee.
- Noch schlimmer würde es künstlicher Süßstoff machen, der dem Körper Energie vortäuscht und dadurch katastrophale Verwirrung im Insulinsystem auslöst, das die Zuckerverwendung dirigiert. Man stelle sich vor, der Dirigent würde den Geigern einen Einsatz geben, und die würden gerade in der Kantine anstehen...
- Des Wahnsinns kreativste Auswüchse heißen Irish Coffee, Cafe Corretto, Cuba Libre, Cola Beer usw. Hier raubt der Energiesprinter Alkohol sogar dem Traubenzucker den ersten Platz in der Energieverwertung. Ein fataler Sieg, denn der Körper besitzt dafür eine Art Lerngedächtnis und fordert das bequeme Alkohol-Doping immer wieder. Im Endeffekt erfolgt der Zusammenbruch in der Suchtkrankheit. Fazit: Vermeiden Sie fragwürdige Entspannungshilfen für Ihren Verdauungstrakt. Sie lösen das Problem nicht.

Welche sinnvolleren Möglichkeiten gibt es heute, die Sache mit dem Darm schnell und diskret in Ordnung zu bringen?

• Erst mal den Darm reinigen, dann sanieren und ihn anschließend nicht mehr so traktieren.

Jeder Erwachsene, der kein „Ernährungsheiliger" ist, sollte sich regelmäßig eine solche innere Generalreinigung gönnen. Nicht lange nachdenken - einfach machen, bevor so etwas Unangenehmes wie eine Darmspiegelung notwendig wird. Gesunder Darm - Gesunder Mensch! Dieser alte Grundsatz wird hier besonders deutlich.

• Obwohl bei der Darmreinigung die Wasserspülung - und damit die „Methode Augiasstall" - immer noch genutzt wird, sind wir heutzutage viel weiter als Herakles oder Omas Einlaufspritze. Aber es geht nicht nur um das angenehm warme Wasser, mit dem der Darm vollautomatisch und sanft mit vielen hundert Litern Wasser gespült wird.
• Ein typisches Beispiel: Frau C. kam im Alter von 63 nach vielen vergrämten Darmjahren zu uns. Wegen einer Divertikulose des S-Darms schluckte sie ständig Mittel, um die Darmgase loszuwerden. Dazu große Mengen an Abführmitteln.
• Mehrfach waren antibiotische Behandlungen wegen einer akuten Divertikel-Entzündung mit Fieber und starken Schmerzen im linken Unterbauch erforderlich.
• In 14 Tagen reinigten wir ihren Darm. Anschließend wurde die Darmflora aufgebaut.
• Ein Jahr später sah ich die Patientin wieder in Bad Füssing. Sie war beschwerdefrei, brauchte keine Medikamente mehr.

Der Hausarzt konnte es nicht glauben, weil er die Patientin über 10 Jahre mit Medikamenten symptomatisch behandelt hatte.

• Die meisten Ärzte, die eine Ursachentherapie anbieten, machen nicht nur die sogenannte Colon - Hydro (Wasser) - Therapie, sondern nutzen die seltene Gelegenheit frei zugänglicher Darmzotten gleich für weitere Wohltaten. Damit wird aus der Spülung schließlich eine Darm-Infusion für verschiedene Wirkstoffe, die in diesem „jungfräulichen" Stadium sehr gut über den Darm aufgenommen werden.

Welche Wirkstoffe halten Sie bei der Darminfusion für wichtig?

• Ich halte Sauerstoff für den wichtigsten Zusatz bei der Darminfusion, weil diese Form der Intensivbeatmung nicht nur dem Darm gut tut. Oft sind ja durch die jahrelange

Minderversorgung auch benachbarte Organe wie die Leber schlecht versorgt, die durch die überraschende Sauerstoffzufuhr aus dem „Koma" erwachen.

- Abgesehen davon mögen Krebszellen bekanntlich keinen Sauerstoff, und in jedem „Augiasdarm" liegen sie ständig auf der Lauer...

- Im Jahr 2005 haben wir diese gängige Methode der Darmspülung mit sauerstoffangereichertem Wasser noch verbessert: Während des Spülvorgangs durchdringen wir von außen über ein Physiotron®-Spulenkissen den Darmbereich mit wohltuend pulsierenden Magnetquanten. Das sensible Nervensystem des Dickdarms und das Sonnengeflecht sind dafür sehr dankbar.

- Nachdem vor allem Erstpatienten wegen des ungewohnten Spülgefühls und der indiskreten Gesamtsituation manchmal etwas aufgeregt sind, werden sie durch eine Wirkung des Magnetfelds auf das vegetative Nervensystem erst mal ganz ohne Pillen entspannt. Der Magnet-Quantengenerator wird auch so auf den Patienten abgestimmt, dass sich Blutgefäße weiten und verschlossene Kapillaren öffnen können.

- Das durch die Blutgefäßerweiterung herangeschaffte zusätzliche Blut dringt bis in die Bereiche der Darmwand, die durch jahrzehntelange Fäulnis und Gärung schwer belastet sind und trägt zu ihrer Vitalisierung bei.

- Wegen der Kombination von Quantenfeld und Sauerstoff (Oxygen) nennen wir unser Darmzotten-Bad auch die QANTOX® - Sauerstoff - Darm - Infusion, kurz QANTOX® - SDI. Sie lässt sich in ein bis zwei Kurwochen durchführen mit 4 - 6 Sitzungen von ungefähr einer Stunde. Es ist wie ein Frühjahrsputz für die Darmzotten. Gönnen Sie sich eine solche Generalsanierung regelmäßig!

Nun ist der Darm ja die Hauptfront unseres Immunsystems. Hier erfolgt die Auseinandersetzung mit Bakterien, Viren, Pilzen und Parasiten, welche die Magenpassage überlebt haben. Im Darm müssen nun mal Stoffe aufgenommen werden und manche, die unberechtigt rein wollen, muss das Immunsystem daran hindern. Wie funktioniert denn nach der Spülungsinfusion die Darm-Sanierung, also die Herstellung eines normalen Darmmilieus und damit eines starken Immunsystems?

- Unmittelbar nach der Reinigung verordnen wir gesunde menschliche Darmbakterien aus der Apotheke zum Einnehmen. Die besetzen die Darmwände und lassen erst mal gar keine anderen durch.

- Wir sprechen von der Wiederherstellung eines gesunden Darmmilieus. Man sagt: das Milieu ist alles. Wenn die Einlass-Schalter am Fußballstadion lückenlos mit geeigneten Mitarbeitern besetzt sind, kommen Krawallmacher erst gar nicht rein. Unsere Darmbakterien sind im Normalfall perfekte Pförtner und leiten Rowdys gnadenlos auf die Einbahnstraße Richtung Darmausgang.

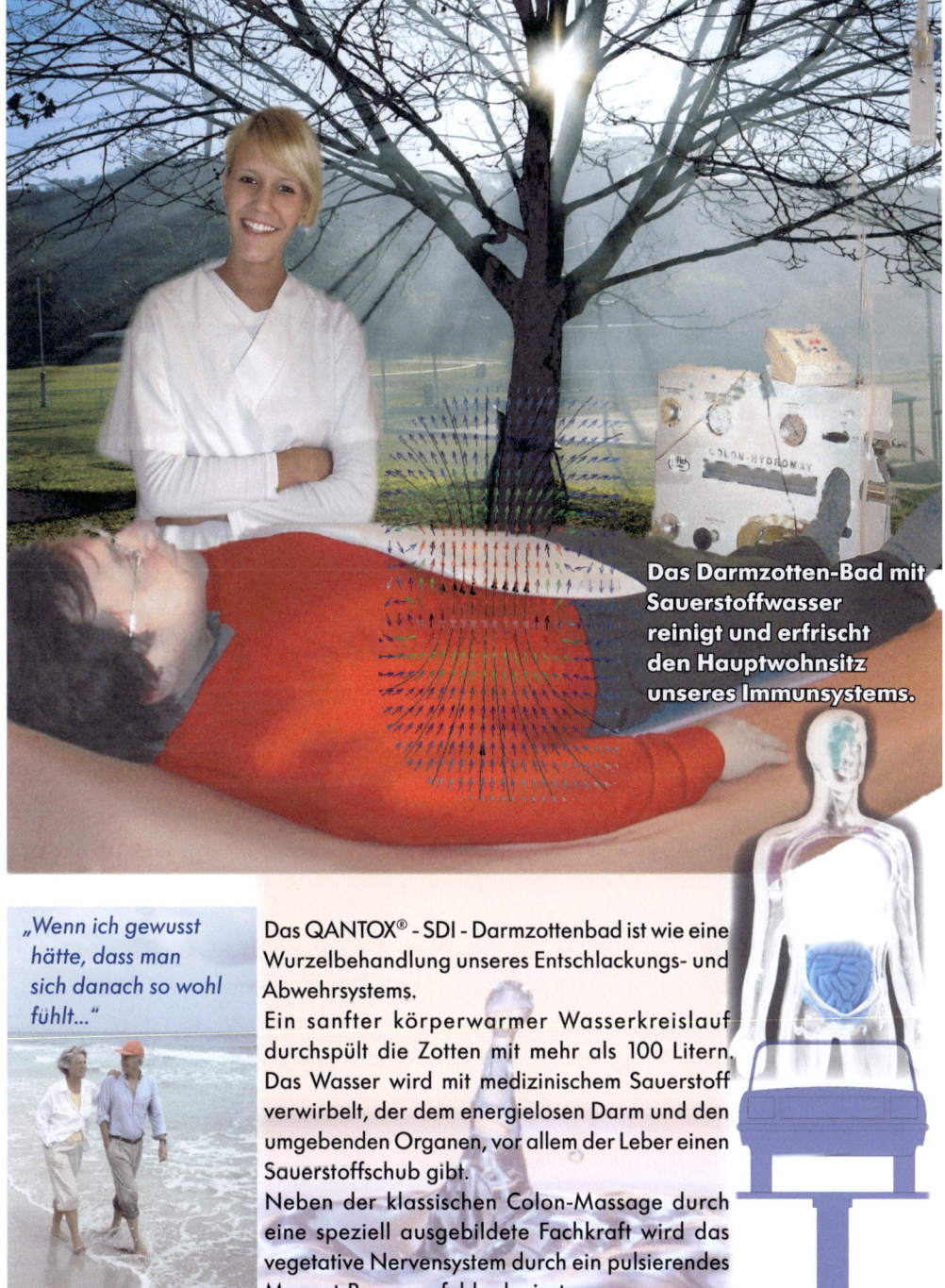

Das Darmzotten-Bad mit Sauerstoffwasser reinigt und erfrischt den Hauptwohnsitz unseres Immunsystems.

„Wenn ich gewusst hätte, dass man sich danach so wohl fühlt..."

Das QANTOX® - SDI - Darmzottenbad ist wie eine Wurzelbehandlung unseres Entschlackungs- und Abwehrsystems.

Ein sanfter körperwarmer Wasserkreislauf durchspült die Zotten mit mehr als 100 Litern. Das Wasser wird mit medizinischem Sauerstoff verwirbelt, der dem energielosen Darm und den umgebenden Organen, vor allem der Leber einen Sauerstoffschub gibt.

Neben der klassischen Colon-Massage durch eine speziell ausgebildete Fachkraft wird das vegetative Nervensystem durch ein pulsierendes Magnet-Resonanzfeld relaxiert.

- Viele Infektionskrankheiten packen wir dadurch tatsächlich an der Wurzel, denn unsere Darmzotten ragen ja wirklich so wie die Wurzeln einer Pflanze in den Darm und saugen alles auf, was sich da tummelt, Gutes wie Schlechtes. Die gesunde Darmflora sorgt dafür, dass diese Wurzeln des Menschen nichts Gefährliches aufnehmen. Ohne die freundlichen Bakterien auf den Zotten könnten wir nicht überleben. Aber auch sie gehen vermehrt zugrunde, wenn wir ständig übersäuert sind und uns falsch ernähren.

Nur im richtigen Milieu rund um die Wurzeln gedeiht die Pflanze, und nur mit einer gesunden Darmflora kann der Mensch aufblühen.

Nach dem Ausmisten des „Augiasstalles" ist also eine Art Gartenarbeit erforderlich... Bleibt denn das gesunde Milieu erhalten, oder muss man das „Erdreich" bald wieder austauschen?

- Die QANTOX® - Sauerstoff - Darm - Infusion ist sehr nachhaltig. Die kurze Behandlungs-Serie hat eine lange Wirkung.
- Natürlich verfällt so mancher „Gereinigte" bald wieder dem Sündenfall des schlechten Milieus, der unsere freundlichen Darmbakterien verdrängt und den Pilzen und anderen Übeltätern den Boden bereitet. Dann reduziert der Darm seine Leistungsfähigkeit allmählich wieder. Es kommt zu erneuten Beschwerden, und dann sollten wir wieder behandeln.
- Um den Rückfall zu verhindern, müssen wir den sanierten Darm in seinem natürlichen Rhythmus zwischen Säuren und Basen stärken, auch wenn wir gelegentlich sündigen. Deshalb ist ja auch die dauerhafte Umstellung auf basisches Aktivwasser so wichtig, weil es dem Körper immer einen Startvorsprung gegenüber dem angreifenden Heer von Säuren verschafft. Aus dieser „Pole-Position" lässt sich das Rennen leichter gewinnen.

Darüber haben wir ja schon im Kapitel 3 gesprochen. Basisches Aktivwasser nährt und stärkt unsere „guten" Darmbakterien, das Milieu bleibt korrekt, ein ehemals träger „Schnarchdarm" wird in seiner natürlichen Tätigkeit aktiviert, ein Reizdarm beruhigt...

- Ein Patient hat mir begeistert berichtet, er könne jetzt sogar Sauerkraut mit Äpfeln und Zwiebeln essen, ohne die geringsten Blähungen.
- Ein sanierter und stabiler Darm wird mit fast allem fertig, und die Laune der Patienten hebt sich merklich. Schließlich handelt es sich bei den Darmproblemen meist um Probleme, über die man jahrzehntelang nicht offen gesprochen hat.

- Und viele haben sich durch die zuverlässige Wirkung der Droge Kaffee zu übermäßigem Konsum verführen lassen. Sie haben sich damit nicht nur den Darm ruiniert, sondern sind auf dem Weg zur Übersäuerungskatastrophe „Herzinfarkt" weit vorangeschritten.

Kann man denn auch durch die kurmäßige Aufnahme von probiotischen Joghurtsorten das Darmmilieu stärken?

- Warum nur kurmäßig? Eine solche Milieuverbesserung „light" ist immer zu empfehlen. Ich rate aber dazu, ungesüßte Sorten zu bevorzugen und den Joghurt mit basischem Aktivwasser und etwas Meersalz zu einem Getränk aufzumixen, das den meisten Leuten schmeckt und an das türkische Nationalgetränk „Ayran" erinnert. Natürlich darf man die Menge der gutartigen Bakterien, die dadurch in den Darm gelangt, nicht überschätzen.
- Das gleiche gilt übrigens auch für den oft als Darmsanierungstrunk propagierten Sauerkrautsaft. Hier wäre ich sogar besonders vorsichtig, weil man selten erfährt, welches Salz für die Sauerkrautherstellung verwendet worden ist.
- Grundsätzlich gilt: Vor allem nach der Einnahme von Antibiotika ist oft eine umfangreichere Dosis gesunder Darmbakterien erforderlich.

Antibiotika sind ja Ausscheidungen von Schimmelpilzen, die Bakterien töten, also natürlich auch unsere gutartigen Darmbakterien...

- Antibiotika schaffen durch ökologische Nischen den Nährboden für Pilze. Pilze und Bakterien sind ja die ewigen Kontrahenten um die Vorherrschaft im Darm. Deswegen geben ja manche Therapeuten so oft Pilzalarm, wenn z.B. der im Darm sehr häufig zu findende Pilz Candida albicans in größeren Mengen im Stuhl nachgewiesen wird. Ich persönlich bleibe dabei eher gelassen und erspare dem Patienten die Kosten für den Candida-Belastungstest, der sowieso fast immer ein positives Ergebnis bringt.

Wenn der Pilz im Stuhl ausgeschieden wird, könnte das ja auch auf ein funktionierendes Darmmilieu hinweisen, das den Pilz zur Ausscheidung bringt...

- So ist es. Der Candida-Ausscheidungstest ist ein ähnlicher Denkfehler wie die Messung des Säure-pH im Urin. Ich erfahre dadurch etwas über die Leistungsfähigkeit meines Ausscheidungsorgans, aber nicht über den Zustand in meinem Körper.
- Die eigentliche Problematik liegt tatsächlich in den aggressiven Antibiotika. Wir bekämpfen damit den Teufel infektiöser Bakterien, holen uns aber den Beelzebub schutzloser Darmwände, weil unsere Darmbakterien durch die Antibiotika dezimiert werden.

- Leider schießt man mit diesen Kanonen der Schulmedizin viel zu oft auf Spatzen-Infektionen!
- Der schnelle Sieg über Infektionen sollte immer gegen die Verluste in den eigenen Reihen abgewogen werden! Ein weiteres trojanisches Pferd, das mit lockenden Effekten in den Darm geschleust wird, ist der Entzündungshemmer Cortison. Er lässt zwar unsere Fußtruppen, die guten Darmbakterien in Ruhe, blockiert aber die Kommunikation der höheren Dienstgrade des Immunsystems. So bekommen Fremdkeime und Pilze erhöhte Chancen, besonders, wenn der Darm sowieso ein Sanierungsfall ist. Antibiotika sollten ausschließlich im Notfall verschrieben werden und schon gar nicht bei virusbedingten Infektionen, wo sie unser Immunsystem noch weiter schwächen. Kein Mensch würde sie bei Herpes einsetzen, warum dann so oft bei einer Virusgrippe, wo sie nur gegen bakterielle Sekundäreffekte wirksam sind?
- Wir müssen sorgsamer mit unserem Darm umgehen. Ihn nicht nur professionell sanieren lassen, wenn er grummelt, sondern auch, wenn wir öfters an Infektionen leiden.
- Im Gegensatz zu einer Darmspiegelung ist unser Darmzottenbad mit Wasser und Sauerstoff nicht unangenehm, sondern in vielen Fällen mit einer wahren Erleichterung verbunden. Wenn die Patienten sich erst mal dazu entschlossen haben, sind sie danach richtig zufrieden.

Wenn der Darm streikt, ist das wie Rost an tragenden Karosserieteilen... Alarmstufe Kot! Eine überschießende Fäulnis im Darm macht den Darm grottenfaul. Die chronische Darmträgheit (Obstipation) ist vorprogrammiert und damit der Griff zum Schmieröl Abführmittel. Finger weg davon!
Trinken Sie sich basisch, dann brauchen Sie das nicht!

Kapitel 5

Der Body-Check
Heilfasten statt Jo-Jo-Diät

Der Motor ächzt, das Getriebe klemmt, die Stoßdämpfer in den Gelenken geben den Geist auf: Folgen der Dauer-Überladung unseres Lebensgefährts. Jeder kennt die Folgen des Übergewichts. Tausende von Diäten werden ersonnen, erprobt und wieder verworfen. Wo noch der religiöse Kalender die Fastenzeiten vorgibt, braucht es keine Diäten. Da darf dann auch wieder gegessen werden, was Spaß macht. In diesem Kapitel erklären wir, welche professionellen Möglichkeiten des Fastens es heute gibt, damit Sie auch mal wieder sündigen können. Sie müssen gar nichts glauben. Lassen Sie sich einfach überzeugen.

Herr Dr. Irlacher, als Kurarzt im bayerischen Bäderdreieck praktizieren Sie nicht gerade in einer Gegend, die für gastronomische Zurückhaltung bekannt ist. Ihre Patienten kommen ja auch wegen der barocken Lebensfreude. Der Kurpatient wird umworben von Schlemmerlokalen, rustikalen Braugasthöfen, Mostschenken - und in Bad Füssing gibt es sogar ein eigenes Schokoladenhaus. Kommen denn da überhaupt Heilfaster?

- Durchaus ja! Es gibt sogar Hotelküchen, die mit uns zusammenarbeiten und die (Nach-) Fastenkost zubereiten. Und die meisten übergewichtigen Kurpatienten tragen nicht nur Fettpölsterchen, sondern auch leidvolle Diäterfahrungen mit sich herum. Die wissen schon längst, dass man sein Übergewicht nicht durch den Verzehr von Rinderhüften oder Trennkost, Glyx-Listen, Kohlsuppenmagie oder Eiweißpulver, sondern nur durch den Verzicht auf äußere Energieaufnahme und die Aktivierung des Stoffwechsels dauerhaft los wird.
- Viele kontrollieren heutzutage sogar ihren Body-Mass-Index (BMI), aber sind bei dem Hinweis erstaunt, wie wichtig ein gesundes Verhältnis von Fett, Muskeln und Wasser im Körper ist. Manche, die glauben, das richtige Gewicht zu haben, sind überrascht, wenn sie sich auf eine Körperanalyse-Waage stellen und erkennen müssen, dass sie nur aufgrund von Wassermangel so wenig wiegen.

Nicht das Kilogramm ist also Ihr Maß für Übergewicht, auch nicht Alter und Körpergröße, sondern der Fettanteil. Fasten bedeutet nicht primär eine Gewichts- sondern eine Fettreduktion?

- Es ist schon vorgekommen, dass jemand in einer Woche Heilfasten zwar 5 Kilo Fett verbrannt hat, aber nur 1,5 Kilogramm an Körpermasse verloren hatte. Bei bestehendem Wassermangel ist das nichts Ungewöhnliches. Der Patient tauscht Fettgewebe gegen Wasser und erhält dadurch einen enormen gesundheitlichen Gewinn. Man sieht es nicht nur am Blut, sondern auch an der Festigkeit des Gewebes und an der Straffheit der Haut, die beim normalen Fasten oft leidet.
- Erreicht wird dieser Fett-Wasser-Tausch durch das in diesem Buch (Kapitel 3) schon beschriebene basische Aktivwasser, das nicht nur besser aufnehmbar ist, sondern mit seinem Überschuss an basischen Mineralien auch einer besseren Zellversorgung dient. Während des Heilfastens geben wir täglich bis zu 5 Liter davon mit einem extra hohen pH-Wert über 10.

Welche Regeln gelten für das Heilfasten?

- Zunächst mal halte auch ich das Prinzip der engmaschigen ärztlichen Überwachung für unverzichtbar. Ein bis zwei Fastentage kann man als gesunder Mensch problemlos alleine machen. Eine Fastenwoche, wie es die Einsteiger meist machen, gehört in die ärztliche Hand. Ganz besonders bei Risikopatienten. Ich sehe übrigens beim Alter keine Obergrenze für das Heilfasten. Jungen Leuten unter 30 Jahren rate ich allerdings eher zu einer Diätberatung, denn hier ist ein „Umlernen" des Essverhaltens noch ein realistisches Ziel.
- Unser Heilfastenprogramm ist ein ambulantes Intensivkonzept. Zwei Wochen am Stück sind die Obergrenze.
- Wir kombinieren das Heilfasten mit dem Thermalbaden. Es steigert die Verbrennung, ohne durch sportliche Überaktivität zu belasten. Außerdem stillt es das oft stark auftretende Wärmebedürfnis.
- Die nach dem Thermalbad auftretende Müdigkeit lenkt vor allem in den ersten Tagen von der rastlosen Gedankenaktivität rund um das Essen ab. Mit dem durch das Bad angekurbelten Stoffwechsel kann man sich anschließend schlank schlafen und trinken.
- Ohnehin ist der Kurbadeort schon traditionell das ideale Umfeld für das Heilfasten. Man ist weg vom heimischen Herd und den Argusaugen der gewohnten Umgebung.
- Soweit die Punkte, die beim ärztlich betreuten Heilfasten Standard sind. Unser besonderes Augenmerk liegt bei der maximalen Erhöhung des Stoffwechsels und einem professionellen Entsorgungsmanagement für die Stoffwechselschlacken und -Säuren. Dies geschieht durch die in den drei vorherigen Kapiteln beschriebenen Techniken, indem wir die Stoffwechsel-Komponenten Sauerstoff, Wasser und Schlacken optimal ausbalancieren.

Wie sieht der konkrete Ablauf des Heilfastens aus?

- Grundsätzlich umfasst ein Heilfasten immer 3 Phasen:
1. **Den Entlastungstag:** Mit Obst und leichter Kost beginnt die Einleitung der Fastenperiode (Umstellungsphase).
2. **Die Fastentage:** Hier erfolgt der Abbau der gewucherten Fettdepots, Schlacken werden aus dem Gewebe entfernt, Giftdepots ausgeleitet und der Stoffwechsel entlastet (Ausleitungsphase).
3. **Das Fastenbrechen**: In dieser Phase erfolgt ein vorsichtiger Aufbau einer normalen Kost, eine überschießende Säureproduktion durch schwere Nahrung muss vermieden werden (Aufbauphase).
- Eigentlich gibt es noch eine vierte Phase, den **Zeitraum nach dem Fasten**. Wegen des berüchtigten Jo-Jo-Effektes ist diese Phase eine kritische. Die verschiedenen üblichen Verfahren gegen den Jo-Jo-Effekt können zwar die rasche Wiedereinlagerung von Fett nach dem Fasten verhindern, aber die Umstellung der Lebensweise mit Vermeidung einer zu kalorienreichen Ernährung und einem regelmäßigen körperlichen Training gelingt nicht immer.

Auch Eiweißkonzentrate, welche die Verbrennung des Körpers anregen, sind von begrenztem Wert, weil sie auch durch ihren Gehalt an Aminosäuren zu einer erneuten Übersäuerung der Gewebe führen.

- Deshalb haben wir das **QANTOX®-Sauerstoff-Heilfasten** entwickelt.

Worin liegt die Besonderheit?

- Ziel des Heilfastens ist es, Körpergewebe, vor allem Fett abzubauen. In der Regel finden wir schon nach 2 Tagen den ersten großen Säureschub im Blut, vorwiegend Fettsäuren aus dem Abbau von Fett und Harnsäure aus dem Abbau von Eiweiß.
- Auch Schlackenstoffe strömen in großen Mengen herbei, Gifte aus den Giftdepots werden in Bewegung gesetzt. Krisengefahr! Sie zeigt sich oft durch Kopfschmerzen, Kreislaufregulationsstörungen oder starkem Hungergefühl. Die Stimmung sinkt auf einen Tiefpunkt.
- Hier beweist der kontrollierte Einsatz von basischem Aktivwasser seine Überlegenheit. Säuren werden rasch neutralisiert und über die Niere ausgeleitet, ehe sie unangenehme Körperreaktionen hervorrufen können. Dies betrifft auch den beißenden Körpergeruch, der beim Heilfasten durch Ausleitung von Säuren über die Haut zustande kommt.
- Basisches Aktivwasser, in der Fastenperiode über den ganzen Tag verteilt wirkt als

ein Perpetuum-Mobile der Entsäuerung und erleichtert das Fasten ungemein. Viele der früheren Fastenprobleme treten gar nicht mehr oder mit nur geringer Intensität in Erscheinung.

- Problematisch war beispielsweise immer schon, dass Säuren das Blut eindicken und die Sauerstoffversorgung reduzieren, vor allem bei einer nicht ausreichenden Flüssigkeitszufuhr. Solche Schwierigkeiten sind nunmehr völlig vermeidbar. Eine Trinkmenge von mindestens 2-3 Litern ist Bedingung, muss aber häufig an den individuellen Verlauf angepasst werden. Erlaubt sind auch basische Gemüsebrühen und ein spezieller Tee - beides natürlich mit basischem Aktivwasser zubereitet. Keine Fruchtsäfte.

Wir kontrollieren den Grad der Entsäuerung und Entschlackung durch tägliche pH-Wert-Messungen aus dem Speichel und durch vitalblut-mikroskopische Analysen - durchgeführt an einem Tropfen Blut aus dem Finger. So lassen sich Phasen der Übersäuerung sofort erkennen und durch Anpassung der Trinkmenge abbauen.

- Die 2-malige Darmentlastung pro Woche durch das Darmzottenbad (siehe Kapitel 4) gehört neben dem Säuremanagement zu den Grundelementen unseres Heilfastens.
- Da der Darm in der Fastenperiode keinen Nachschub an Nahrung mehr bekommt, können die Fäulnis- und Gärungsgifte durch eine Rückresorption über die Darmschleimhaut in den Blutkreislauf gelangen. Dies würde durch eine Rückvergiftung zu Kopfschmerzen und Blutdruckschwankungen führen.
- Die Reinigung und Entschlackung des Darms bewirkt auch eine Sogwirkung auf die Gewebe des gesamten Organismus und wird dadurch verstärkt.

Anti-Jo-Jo Strampeln: Während des Fastens drosselt der Körper die Verbrennung, um den Verlust an Körpersubstanz durch Sparmaßnahmen beim Stoffwechsel möglichst klein zu halten.

- Schon bei einer Reduzierung der Nahrung auf etwa 800 kcal tritt dieser Effekt auf, der unseren supermarktlosen Vorfahren in Hungerzeiten das Überleben ermöglicht hat. Was entwicklungsgeschichtlich sinnvoll war, ist fastenmedizinisch völlig unerwünscht. Wenn die Verbrennung auf Sparflamme fährt, kommt es zu einer verlangsamten Gewichtsreduktion und - noch schlimmer – zu einem Kalorien-Großeinkauf des Körpers nach der Diät.
- Dieser sogenannte Jo-Jo-Effekt ist das zentrale Problem des Fastens, das wir mit unseren QANTOX®-Sauerstoff-Programmen auf intelligente Weise umschiffen.

Der Arzt als Abspeck-Regisseur beobachtet den Heilfaster tagtäglich und analysiert sein Blutbild. Danach regelt er den Einsatz der Hilfstruppen des Heilfasters:

- Basisches Aktivwasser
- Darm-Zottenbad und Colon-Massage
- Thermalbad und Ruhephasen
- Sauerstoff Aktiv-Training

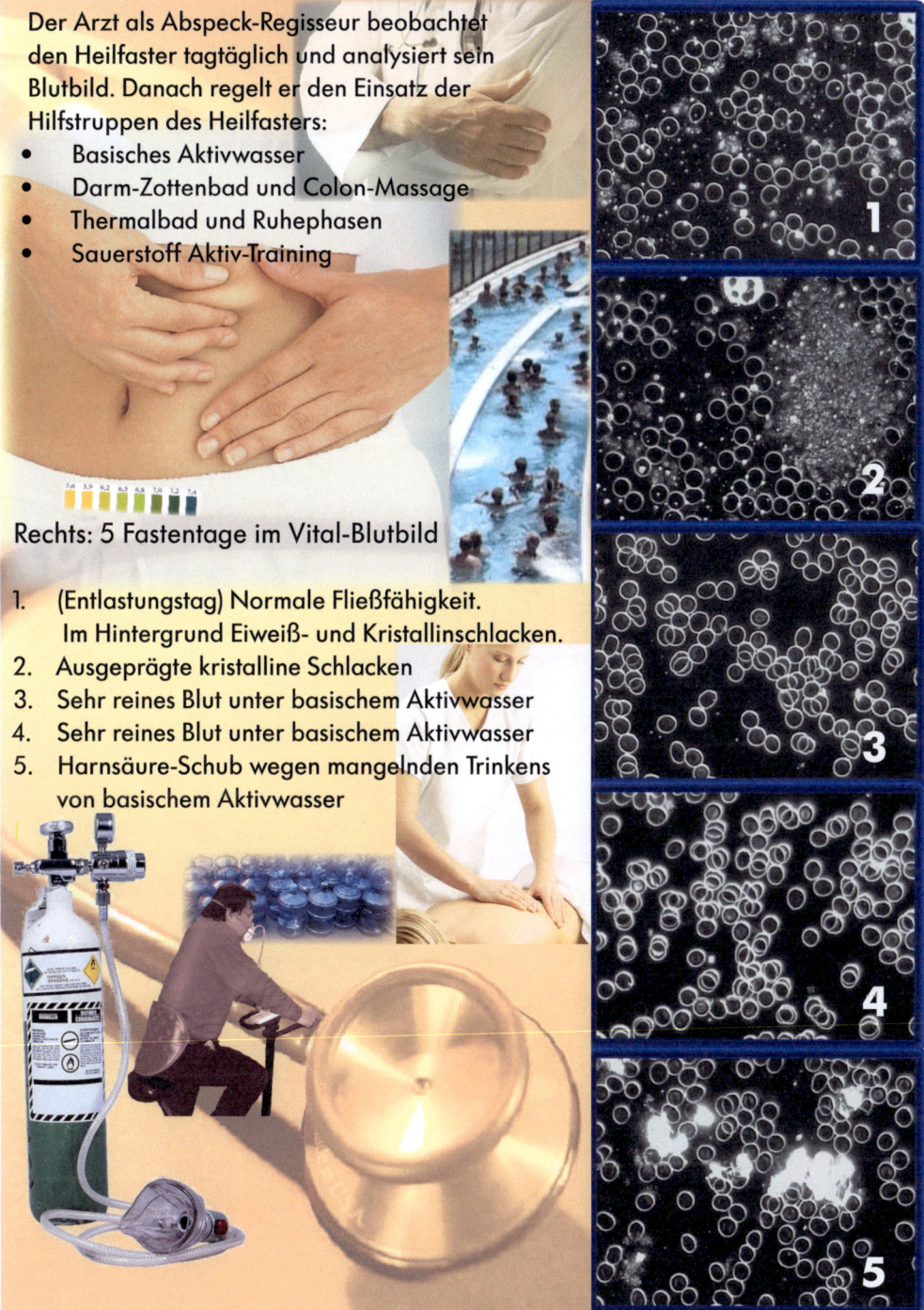

Rechts: 5 Fastentage im Vital-Blutbild

1. (Entlastungstag) Normale Fließfähigkeit. Im Hintergrund Eiweiß- und Kristallinschlacken.
2. Ausgeprägte kristalline Schlacken
3. Sehr reines Blut unter basischem Aktivwasser
4. Sehr reines Blut unter basischem Aktivwasser
5. Harnsäure-Schub wegen mangelnden Trinkens von basischem Aktivwasser

- Wir setzen nämlich ionisierten Sauerstoff in Verbindung mit einem dosierten Ergometertraining ein. Bildhaft ausgedrückt: Der Ofen wird zwar gedrosselt, aber die Luft wird angereichert, sodass die Verbrennung weiterhin stattfindet.
- Nur, dass wir eben keine Kohle von außen nachschüren... Wir holen uns den Brennstoff aus den Fettreserven des Körpers! Das ist genau das, worum es geht:
- Sauerstoff regt die Verbrennung an.
- Die Produktion von Schweiß wird gesteigert.
- Dadurch wird die Gewichtsreduktion während des Fastens beschleunigt und – ganz wichtig - die unerwünschte Gewichtszunahme nach Ende des Fastens (Jo-Jo-Effekt) vermindert.
- Die Regelkreise des Körpers sind also gar nicht in Alarmzustand geraten. Denn die Verbrennung musste wegen der erhöhten Sauerstoffzufuhr ja nicht zurückgefahren werden.
- Und die Entsäuerungsarbeit erledigt das basische Aktivwasser, während der ionisierte Sauerstoff sich als „Luftvitamin" (siehe Kapitel 2) um die Asche, also den Anfall an freien Radikalen kümmert...
- Durch beides wird jeweils das Gewebe entsäuert und die Durchblutung angeregt, was einen spürbaren Vitalitätsschub bringt.

Nach unseren Erfahrungen beträgt mit diesem Vorgehen die durchschnittliche Körperfettreduktion 3-5 kg pro Woche..

Und das alles ohne die „Magische Kohlsuppe" und andere Diäten?

- Eine gesunde Kohlsuppe kann man ja <u>nach</u> der Fasten-Kur jederzeit essen. Wenn man nach dem QANTOX®-Konzept mit basischem Aktivwasser, Darmsanierung und ionisiertem Sauerstoff fastet, wird man auf jeden Fall weniger Blähungen davon bekommen. Ich persönlich halte allerdings auch das Schwefel-Gas-Bad in den Bad Füssinger Thermen für ausreichend magisch und kann auf Kohlsuppe verzichten.
- Auch so senken wir mit dem Fasten erhöhte Cholesterin- und Blutzuckerwerte, reduzieren den Blutdruck und entlasten den Magen-Darm-Trakt und bauen natürlich Fett ab, entsäuern und entschlacken das Gewebe. Das sorgt für vegetativen Ausgleich bei nervösen Fehlregulationen.

Warum brauchen wir einen Arzt als Fastenbetreuer?

- Übergewicht geht häufig mit Begleitkrankheiten einher, für die eine medizinische Überwachung erforderlich ist. Gegebenenfalls müssen Medikamente reduziert oder abgesetzt werden.

- Dasselbe gilt für Magen-Darmbeschwerden, Herz-Kreislaufkrankheiten Bluthochdruck oder Hautprobleme.
- Nicht zuletzt führt Übergewicht ja auch zu Gelenksproblemen. Viele Verschleißkrankheiten kommen heute nicht mehr von jahrzehntelanger harter körperlicher Arbeit sondern durch die Gewichtsüberlastung der Gelenke. Darum muss gerade der Kurarzt neben den organ- und gelenksbezogenen Maßnahmen oft zu einer zusätzlichen Fasten-Kur raten.
- Ältere Patienten, vor allem Neulinge, sollten sich aber nicht überfordern. Ein Zeitraum von 7 Tagen, sozusagen zum leichten Fasten zwischendurch, ist für die meisten ein guter Einstieg.
- Heilfaster, die bereits Erfahrung haben, können ohne weiteres bis zu 14 Tagen auch unter ambulanten Bedingungen Fasten.

Oft wird behauptet, durch das Entschlacken würde man auch Entgiften, also zum Beispiel Schwermetallbelastungen reduzieren können...

- Das wäre schön. Es ist aber eine Wunschvorstellung. Genau so wie der Glaube an die Sauna als Entgiftungsmethode.
- Fett als sehr schlecht durchblutetes Körpergewebe ist nicht nur ein heutzutage überflüssiges Depot an hochkonzentrierter Energie, sondern auch ein Stapelplatz für unerwünschte Stoffe, die der Körper hier dem Kreislauf entziehen und sie „wegsperren" kann.
- Es gibt plausible Theorien, dass man deswegen so leicht wieder zunimmt, weil der Körper das Fett als Giftschrank benutzt. Wenn ich einem stark durch Gifte, Schlacken und Säuren belasteten Körper seine Fettzellen wegnehme, ohne ihn vorher zu entgiften, tue ich ihm eigentlich nichts Gutes, und er rächt sich dadurch, dass er noch mehr Fettgewebe als Rumpelkammern aufbaut... Wer ganz sicher gehen will, sollte vor dem Heilfasten noch einen Entgiftungsservice durchführen lassen. Siehe nächstes Kapitel.

Was beobachtet der Arzt während des Heilfastens?

- Fasten wirkt auf alle Organe. Die Körperzellen werden von ihrer Arbeit entlastet und können sich reinigen und regenerieren.
- Der Nahrungsentzug führt zu einer verbesserten Funktion des Stoffwechsels und hebt das subjektive Wohlbefinden – zur Freude aller, auch der Angehörigen. Das ist die angenehme Seite.
- Es kommt aber beim Fasten nahezu immer zu Krisen, welche durch die Umschaltung des Stoffwechsels bedingt sind. Diese muss man frühzeitig erkennen und abwenden.
- Das erste Tief kommt bereits in den ersten 2 Tagen, wenn die Stärkevorräte der Leber

erschöpft sind und sich ein Hungergefühl einstellt. Diese Phase legt sich jedoch schnell und der Einstieg in ein gesünderes Stoffwechselverhalten ist gefunden.

- Tatsächlich liegen den Fastenkrisen meist episodische Übersäuerungen zugrunde, die durch den Abbau von Gewebe und die Einleitung von Säuren ins Blut zustande kommen.
- Reichliches Trinken ist deshalb unbedingt erforderlich, um die überschüssigen Säuren über die Niere auszuleiten. Das ist bisher schon Standard gewesen. Unsere neue Erkenntnis liegt aber darin, dass das Fasten unter Einbezug von reichlich basischem Aktivwasser viel besser verträglich wird, weil die Gefahr von Übersäuerungen kaum mehr besteht.

Kapitel 6

Entgiftungs-Service
Chelat-Bildner - die sanften Mikro-Chirurgen

Wenn wir Altöl in den Tank, Diesel in den Kühler und Superbenzin in den Bremszylinder einfüllen, bekommt unser Auto massive Probleme und eine Reparatur wird sehr aufwendig, wenn sie überhaupt noch möglich ist. Das Fahrzeug wurde einfach nicht so fehlertolerant konstruiert, dass es solche Missgriffe aushält.

Anders das „Automobil Mensch". Es kann wahrhaftig einiges wegstecken, genauer gesagt: Wegspülen. Die meisten Gifte von Tieren wie Schlangen oder Insekten überleben wir, selbst die Gifte der organischen Chemie können innerhalb einer gewissen Dosisbreite langsam wieder abgebaut und ausgespült werden.

Schlechter sieht es bei den Schwermetallen aus. Auf die heutigen Quecksilbermengen zum Beispiel ist unser Körper nicht vorbereitet. Quecksilber ist nicht wasserlöslich, also schwer zu entfernen, obwohl es nach den radioaktiven Elementen das giftigste für den Menschen ist. Es schwirrt aus vielfältigsten Müllverbrennungsanlagen durch die Luft, wird mit dem Zigarettenrauch inhaliert, oder wir haben es sogar in der Verbindung Amalgam als Meuchelmörder im Mund. Jeder Schluck Essig, jede Säure, die von den Kariesbakterien erzeugt wird, löst ein bisschen davon heraus und spült es in den Körper. 18 Jahre dauert es, bis wir die Hälfte davon abgebaut haben.

Bis vor wenigen Jahren wurden Wasserleitungen noch nicht bleifrei gebaut. Das tut man heute nicht mehr, aber das Gift ist in uns. Kaum ein Proband der Generation über 50 ist nicht mehr oder weniger stark von Schwermetalldepots belastet. Was sie anrichten, und wie wir sie durch die Chelat-Therapie loswerden können, erfahren Sie in diesem Kapitel.

Aber nicht nur das: Denn die Chelat-Therapie kann mehr als nur Schwermetalle entgiften. Auch leichtere Metalle wie Aluminium, die unseren Organismus überfluten, können damit ausgeleitet werden.

Und nicht zuletzt können Chelat-Bildner arteriosklerotische Plaques aus unseren Adern entfernen, indem sie sich über die metallischen Stabilisatoren hermachen, welche den Plaques ihre Hartnäckigkeit verschaffen. Arterienverkalkung ist nicht nur metallisches Calcium: Über 50 verschiedene Substanzen werden hier in einem wasserunlöslichen

Fettpanzer an die Innenwände unserer Blutgefäße gekleistert. Unsere Adern rosten von innen, nicht wie die Benzinleitung eines Autos von außen. Deshalb meinen wir, dass meist nicht das Ersetzen der Benzinleitung durch einen Bypass und ähnliche chirurgische Techniken angesagt ist, sondern ein „Rohrputz". Zwar ist die Ärzteschaft sehr geteilter Ansicht über die Chelat-Therapie, doch Publikationen wie das Buch von Dr. Jens Collatz und Peter Kummer mit dem Titel: „Kranker Patient - guter Patient" haben die Vorherrschaft der chirurgischen Methoden aufgeweicht. Zumindest aufgeklärte Herzpatienten lassen sich heute nur bei einem akuten Notfall oder nach sorgfältiger Risikoabwägung auf einen chirurgischen Eingriff ein. Und immer mehr fragen nach der Chelat-Therapie, auch wenn die Krankenkassen im Verbund mit Krankenhäusern und Pharmaindustrie die aus aller Welt berichteten Erfolge der Chelat-Methode schlichtweg leugnen.

Aber beginnen wir bei den Ursprüngen der Chelat-Therapie: Erfunden wurde sie für toxikologische Zwecke. Denn Chelatsubstanzen können giftige und radioaktive Metalle wasserlöslich machen.

Herr Dr. Irlacher, Sie gehören zu den langjährig erfahrenen Chelat-therapeuten in Deutschland. Wie holen Sie als Naturmediziner die Schwermetalldepots aus dem Körper?

- Als Naturmediziner will ich die eigenen Mittel des Körpers stärken. Das nützt in diesem Fall wenig, denn der Körper hat gegen Schwermetalle nur sehr schwache Mittel. Unser wunderbarstes Lösungsmittel, das Wasser, versagt seinen Dienst.
- Gegen Chemie hilft nur Chemie! Versuchen Sie mal, eine Fettpfanne mit Spülwasser ohne Spülmittel sauber zu bekommen. Sie brauchen einen Zusatz, der das Fett wasserlöslich macht. Und für die Schwermetalle brauchen wir chemische Mittel, die sie wasserlöslich machen.
- Diese chemischen Spülmittel heißen Chelat-Bildner oder auch Chelatoren. Das Wort Chelat kommt aus dem Griechischen und bedeutet: Zange des Krebses. In der Medizin bezeichnet man Substanzen als Chelatoren, die Metalle in die Zange nehmen.
- Metalle haben aufgrund ihrer elektrischen Eigenschaften die Neigung, sich Steckdosen zu suchen, und zwar dauerhaft. Diese Steckdosen - oder auch Rezeptoren - stehen dann anderen Molekülen, die dringend Energie zu ihrer Aktivierung bräuchten, nicht mehr zur Verfügung.
- Der Chelatbildner - meist eine spezielle Säure - kann Metalle wie mit einer Zeckenzange aus den Steckdosen herausziehen und sie über den Abwasserkanal von Lymphe und Blut der Ausscheidung zuführen. Damit der Chelatbildner überhaupt zu den Steckdosen kommt, wird eine Infusion angelegt, die ihn etwa 3 Stunden lang in die Blutbahn einträufeln lässt. So kommt die Entgiftungszange zu ihrem Ziel, den Metallen.

Kann man denn Schwermetalle, nicht mit einer Schwitzkur loswerden, wie es die Hersteller der neuen Infrarot-Sauna-Kabinen immer wieder behaupten? Das wäre doch eine echte naturmedizinische Alternative zur Chemie!

- Das ist leider nur ein Strohhalm und keine Alternative. Die medizinischen Fakten sprechen beim Schwitzen eine ganz klare Sprache: Sicherlich entgiften Bäder oder die Sauna durch die Schweiß- und Talgsekretion ein bisschen über die Haut.
- Aber entgegen der landläufigen Meinung können die meisten Stoffwechselschlacken oder gar Schwermetalle nicht in einem nennenswerten Ausmaß über die Haut ausgeschieden werden.
- Obwohl die Haut auch Stoffe wie Harnsäure, Harnstoff oder Ammoniak ausschwitzt, kann ihr leider nicht die Funktion einer zweiten Niere zugewiesen werden.

Selbst wenn man in einer Sauna wohnen würde: Es reicht nicht!

Abgesehen von Vergnügen, Kreislaufanregung und der Stärkung des Immunsystems: Wozu taugt denn dann die Sauna?

- Gerade übersäuerte Patienten neigen zu einer übermäßigen Schweißsekretion. Der Schweiß ist sozusagen die Hintertür der Entsäuerung, die sich der Körper sucht, wenn der normale Weg über Lunge und Niere blockiert ist oder nicht mehr ausreicht.
- Auch Entsalzung mag eine Rolle spielen, allerdings gilt das eher für die kalten, nordischen Länder, wo die Leute natürlicherweise nicht so viel schwitzen, weniger Wasser trinken und viel Gepökeltes zu sich nehmen. Nicht ohne Grund ist die Sauna am Polarkreis erfunden worden und nicht in Afrika.
- Auch die ganz modernen Infrarot-Saunen, die ein Tief-Schwitzen schon bei Temperaturen um die 60 Grad ermöglichen, helfen bei der Entsäuerung. Ich empfehle meinen Patienten, bei jedem Saunagang einen Liter basisches Aktivwasser zu trinken. Eine solche Sauna produziert dann Schweiß wie bei einem Marathonlauf, ohne dass die entsprechende Stoffwechselbelastung vorliegt.
- Das ist auf jeden Fall ein Turbofaktor bei der Entsäuerung.
- Als Entgiftungsmittel ist aber auch das nicht ausreichend.

Wie beurteilen Sie denn die gelegentlich propagierten Fußwannenbäder zur Entgiftung?

- Die Fußsohle ist aufgrund ihrer Dicke noch viel weniger dafür geeignet als die normale Körperhaut. Auf einem Seminar zeigte mir eine Kollegin eine Fußwanne, mit der sie sich angeblich von ihren Schwermetallen befreien konnte, also die ideale Methode der Ausleitung, keine Infusion erforderlich, nur ein einfaches Fußbad!

- Wie sollte es funktionieren? Die Kollegin schüttete eine Salzlösung in die Wanne, stellte 2 Elektroden hinein und anschließend ihre Füße. Nach 3 Minuten war aus der klaren Lösung eine brodelnde braune Masse geworden. Das sind meine Schwermetalle, meinte die Kollegin.
- Unmöglich, sagte ich! Die Füße, auch wenn sie etwas größer waren als normal, konnten gar nicht so viel entgiften, zumindest nicht in so kurzer Zeit.
- Wir wiederholten die Behandlung und zwar ohne die Füße hineinzustellen - mit dem gleichen Ergebnis. Wieder zeigte sich eine braune brodelnde Masse.
- Die Kollegin stutzte. Wir analysierten die Brühe, in der sie ihre Füße entgiften wollte, vorher und nachher massenspektrometrisch, so wie wir das mit den Haaren bei einer Haaranalyse machen, also mit höchster Genauigkeit.
- Es zeigte sich im Vorher-Nachher-Vergleich keine wesentliche Veränderung des Wanneninhaltes. Nur Korrosionsbestandteile der Elektroden konnten nachgewiesen werden, aber keine sonstigen Metalle, die nicht vorher in der Lösung waren . Die Färbung wurde also ausschließlich durch das sehr eisenhaltige Pulver hervorgerufen, das dem Bad zugesetzt und einer Elektrolyse unterzogen wird. Entgiftung – wahrlich mit den Füßen getreten!

Welche Umweltgifte sind das Ziel der Chelat-Behandlung?

- Es geht dabei vordringlich um Schwermetalle. Zu ihnen zählen Quecksilber, Blei, Cadmium, Arsen, Nickel, Kupfer, aber auch Aluminium, das Metall aus der Küche, eigentlich ein Leichtmetall.
- Schwermetalle werden über den Darm oder durch die Atemluft aufgenommen.
- Seit Blei, der sanfte Killer, aus dem Benzin verbannt worden ist, bleiben dessen Messwerte in unseren Geweben stabil, d.h. sie bewegen sich nicht mehr nach oben. Der Ist-Zustand ist allerdings bedenklich genug! Blei schädigt das Blutbild und Nervensystem.

Warum räumen Sie den Schwermetallen in der Diskussion der Giftbelastungen einen so hohen Stellenwert ein?

- Schwermetalle sind bereits in kleinsten Mengen unglaublich giftig.
- Offensichtlich kann der Körper mit anderen Giften, Farbstoffen, künstlichen Aromen etc. viel leichter fertig werden.
- Schwermetalle sind nicht wasserlöslich. Deswegen liegen sie in den Geweben und verursachen Störungen, die wir gar nicht darauf zurückführen, etwa Müdigkeit oder chronische Nervenprobleme. Wir fühlen uns scheußlich und denken an das Wetter, Stress oder den schlechten Schlaf, aber nicht an die giftigen Schwermetalle.

- Quecksilber steht in der Häufigkeitsstatistik der Durchseuchung ganz weit oben. Etwa 75 % aller Untersuchten weisen das gefährliche Metall auf. Quecksilber kommt in Plastik, Farben, Kosmetika, Medikamenten und Pestiziden vor.
- Eine der Hauptquellen für Quecksilberbelastungen ist Amalgam. Derartige Zahnfüllungen enthalten etwa 50 % Quecksilber in anorganischen Verbindungen, der Rest ist Kupfer, Silber und Zinn.

Wie kommt es denn zur Quecksilberaufnahme?

- Wenn wir zum Beispiel einen Apfel essen, werden Quecksilberionen von der Oberfläche der Amalgam-Plomben abgelöst und im Darm durch bestimmte Bakterien oder Candidahefen in eine besonders aufnahmefähige organische Verbindung umgewandelt, das hochtoxische Methylquecksilber.
- Aber auch unsere Luft ist vielfach durch Quecksilber belastet, besonders wenn wir aktiv oder passiv rauchen. Leider kann es direkt über die Riechnerven und die Lymphgefäße der Nase in das Gehirn gelangen, wo es wie in einem Panzerschrank über Jahrzehnte liegt, wenn es nicht ausgeleitet wird.
- Die Halbwertszeit im Gehirn beträgt 18-20 Jahre und danach ist immer noch die halbe Menge übrig, genug um seine fatale Wirkung in geringsten Milligramm-Mengen zu entfalten!

Untersuchungen von Kleinkindern in Deutschland, USA und Brasilien haben eine erstaunlich hohe Quecksilber-Durchseuchung ergeben...

- Daran sind nicht die alten Fieberthermometer schuld, sondern ein natürlicher Entgiftungsmechanismus der Mutter. Sie lagert ihr Quecksilber während der Schwangerschaft tatsächlich im Kind ab.
- Ich halte es für gut möglich, dass die zunehmende Häufigkeit des hyperkinetischen Syndroms bei Kindern auf eine Quecksilberbelastung im Nervensystem zurück geht. So sagt der Volksmund ja auch über besonders lebhafte Kinder: „Er ist ein Quecksilber..."

Bei welchen Symptomen muss man denn generell auch eine Quecksilbervergiftung als Ursache in Betracht ziehen?

- Quecksilber verursacht Nervenstörungen mit Zittern, Unruhe und psychischen Auffälligkeiten bis zu Depressionen und Beeinträchtigung der Konzentrations- und Lernfähigkeit, die unter Umständen lebenslang bestehen bleiben.
- Auch Gefühllosigkeit und Kribbeln in den Extremitäten sowie eine unerklärliche chronische Müdigkeit stehen bei den Beschwerden im Vordergrund.

- Besonders auffällig wird immer wieder eine exzessive Schüchternheit beschrieben, die mit Gedächtnisstörungen schon bei jungen Leuten einhergeht.

Wird das psychische Schicksal im Laufe der persönlichen Entwicklung wirklich durch Amalgam entschieden, wie Max Daunderer in seinen Büchern über „Amalgam" und „Gifte im Alltag" meint?

Häufige Symptome einer Quecksilberbelastung

o   Depressionen
o   Gefühllosigkeit und Kribbeln in den Extremitäten
o   Unerklärbare chronische Müdigkeit
o   Kalte Hände und Füße, auch bei warmem Wetter
o   Gedächtnisschwäche
o   Unerklärliche Gefühlsausbrüche
o   Zittern von Händen, Füßen und Kopf
o   Zucken von Gesichtsmuskeln und anderen Muskeln
o   Häufige Beinkrämpfe
o   Chronische Schlaflosigkeit

Quecksilberdepots im Bindegewebe, die häufig vorkommen, stehen im Verdacht, Fibromyalgie zu verursachen....

- Fibromyalgie ist eine Erkrankung, die vorwiegend bei Frauen auftritt und mit generalisierten Muskelschmerzen von Kopf bis Fuß einhergeht.
- Da regelmäßig eine quälende Schlaflosigkeit und depressive Phasen bestehen, hatte man ursprünglich psychische Probleme für die Beschwerden verantwortlich gemacht.
- Wenn wir solche Patienten entgiften statt einer Psychotherapie zu unterziehen, kann sich das Krankheitsbild jedoch schlagartig verbessern.

Wie kann man messen, ob tatsächlich eine erhöhte Quecksilberbelastung vorliegt?

- Bestimmt nicht durch kinesiologische Tests, Bioresonanzverfahren, Wünschelruten und ähnliche Quecksilber-Quacksalbereien!
- Tatsächlich ist Quecksilber gerade in der Aufnahmephase schwer aufzuspüren, weil es rasch seinen Aufenthaltsort wechselt. Unmittelbar nach Amalgam-Füllungen oder -Sanierungen zeigen sich hohe Quecksilberwerte im Stuhl.

- Amalgamträger haben wegen des ständigen Quecksilbernachschubs aus der Mundhöhle durchschnittlich 13 x höhere Messwerte im Stuhl als Nichtamalgamträger.
- Dieser Umstand ermöglicht auch eine Amalgamentlastung über den Darm, etwa mit dem Bad Füssinger Darmzotten-Bad, das wir schon beschrieben haben.
- Ich kenne einen Zahnarzt, der in seiner Praxis neben Amalgamsanierungen auch Darmsanierungen anbietet. Dass dies aus der geschilderten Sicht sinnvoll ist, steht außer Frage.

Mit der Darmsanierung erwischt man aber nur das gerade im Verdauungstrakt mobile Quecksilber, bevor es die Darmbewohner verstoffwechseln und in den Blutkreislauf schicken. Ist eine Blutuntersuchung als Quecksilbernachweis sinnvoll?

- Nein. Das Quecksilber verbleibt im Blut nur mit einer Halbwertszeit von 3 Tagen.
- Nach 3 Tagen ist also bereits die Hälfte in den Zielorganen eingelagert, nach 6 Tagen drei Viertel und so weiter.

Zielorgane des Quecksilbers sind:
1.   **Gehirn**
2.   **Niere**
3.   **Leber**
4.   **Gelenke**
5.   **Bindegewebe**

- Auch eine Urintestung ist nicht sinnvoll, weil man dadurch keine brauchbaren Aussagen über die in den Zielorganen eingelagerte Quecksilbermenge erhält.
- Der aussagekräftigste Test ist eine Haaranalyse. Denn wenn das Quecksilber bereits im Haar nachweisbar ist, quellen die anderen Speicher schon über. Also ist Gefahr im Verzug. Die Haarprobe kann man schon vor dem Kuraufenthalt einschicken, damit man für die Entgiftungs-Infusionen keine Zeit verliert.

Wie verläuft eine Haar-Analyse?

- Ganz einfach. Das Haar wächst im Monat etwa 1 cm.
- Wir schneiden einige Haarsträhnchen von 3-4 cm Länge kopfhautnah aus dem Nackenbereich ab, etwa einen Esslöffel voll und können damit 3-4 Monate überblicken.
- Haargenau und unbestechlich! Das Haar wird danach massenspektrometrisch in einem qualitätskontrollierten Labor mit größter Sorgfalt auf millionstel Teilchen an Schwermetallen untersucht.

- Dadurch erhalten wir ein exaktes Profil. Wenn wir anschließend entgiften, können wir das Ergebnis der Behandlung mit der Haar-Analyse gut kontrollieren und zwar auch dann, wenn der Patient bereits wieder zu Hause an seinem Wohnort ist.
- Eines Tages habe ich einen Patienten entsetzt angerufen, weil seine Aluminiumwerte so hoch waren, wie ich es noch nie gesehen hatte. Beruhigen Sie sich Herr Doktor, sagte mir Herr E., ich bin Besitzer eines Aluminiumwerkes. Solche Erfahrungen sind eindrucksvoll und bestätigen die Korrektheit der Analysen!

Bezahlt das die Krankenkasse?

- Nein, denn Krankenkassen halten Amalgam ja für einen vertretbaren Zahnfüllstoff. Warum sollten sie dann Geld für die Quecksilbersuche ausgeben?
- Auch die heute möglichen Entgiftungskuren werden nicht erstattet.
- Angesichts der hohen Durchseuchung mit den giftigen Metallen wären die Kosten für Diagnose, Sanierung und Entgiftung unbezahlbar. Man schweigt also lieber über das Problem. Und nur, wer es sich privat leisten kann, lässt sich überhaupt untersuchen.
- Übrigens finden wir nicht nur Schwermetalle wie Blei, Nickel oder Cadmium im Haar, sondern häufig auch Calciumbelastungen!

Calciumbelastungen?

- Als Zeichen der Fehlverwertung etwa bei Osteoporose. Das Calcium liegt dann nicht mehr im Knochen, wo es eigentlich sein sollte, sondern im Haar oder im Bindegewebe, sozusagen als Müll.
- Die Verkalkung von Geweben ist aus meiner Sicht eines der zentralen Probleme bei degenerativen Erkrankungen des Bewegungsapparates, sei es in Form von
- Kalkdepots und Schleimbeutelentzündungen an den Schultern oder Hüftgelenken,
- Ablagerungen an den Gelenken wie bei der Fingergelenkspolyarthrose und
- Verhärtungen von Sehnen und Gleitgeweben,
- Kalkdepots an der Schulter oder der Hüfte.
- Solche Fehlverwertungen von Calcium scheinen durch eine Übersäuerung der Gewebe stark begünstig zu werden.
- Oft sehen wir an der Wirbelsäule starke Verkalkungen. Solche Patienten haben erhebliche Schmerzprobleme, ihre Beweglichkeit nimmt durch die resultierende Versteifung rasch ab und ihre Therapierbarkeit ist ausgesprochen schlecht. Wenn wir das Bindegewebe entgiften und entsäuern, lassen sich die rheumatischen Beschwerden auch durch andere Verfahren wie Thermalbäder oder Krankengymnastik leichter greifen! Bei rheumatischen Problemen kann also durchaus eine Haaranalyse angesagt sein.
- Je nach Ergebnis der Haaranalyse wird die Chelat-Infusion zusammengestellt.

Der Weg des Quecksilbers von der Amalgam-Füllung zu seinem Zielorgan Gehirn ist mit Chelat-Therapie umkehrbar. Aber auch „verkalkte" Blutgefäße können durch Chelat - Zangenmoleküle entlastet werden.

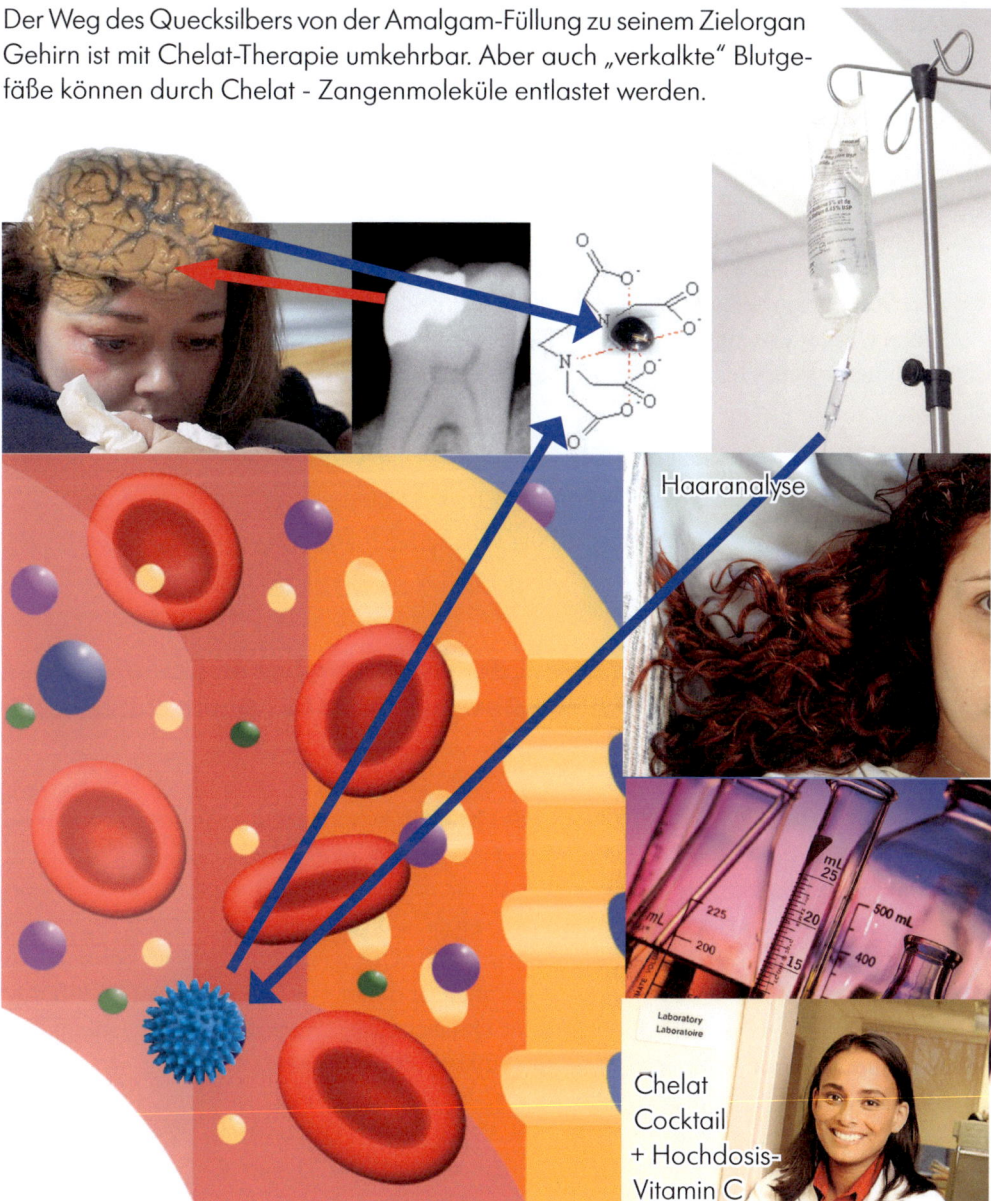

Haaranalyse

Chelat
Cocktail
+ Hochdosis-
Vitamin C

Ein Chelat-Molekül kommt durch Infusion in den Blutkreislauf und macht das Blut zu einer Art „Spülmittel". Das Chelatmittel vereinigt sich mit Metall-Ionen zu einem wasserlöslichen Chelat-Komplex, der über Niere und Blase problemlos ausgeschieden werden kann. Je nach Art der Metallvergiftung wird ein unterschiedlich zusammengesetzter Chelat-Cocktail zur Infusion gemixt. Oft auch mit einer hohen Dosis Vitamin C.

- Mit dem richtigen Chelat-Mix kann man tatsächlich Blei aus dem Knochen, Quecksilber aus dem Gehirn und Cadmium aus der Niere holen.
- Cadmium beispielsweise kann Bluthochdruck verursachen und wenn es entfernt wird, lässt sich der Blutdruck besser einstellen - sofern die Niere nicht schon soweit geschädigt ist, dass eine Ausscheidung nicht mehr möglich ist.
- Auch Blei findet man häufig bei Bluthochdruckproblemen.
- Chelat-Infusionen sind gut verträglich. Sie werden nie in reiner Form verwendet, sondern immer mit Zusätzen, vorwiegend hochdosiertem Vitamin C sowie weiteren Vitaminen und Spurenelementen. Dies erhöht ihre Wirksamkeit.
- Wenn Nebenwirkungen auftreten, sind sie harmlos. Z.B. vorübergehendes Brennen an der Infusionsstelle, geringer Blutzuckerabfall oder flüchtige grippeartige Symptome.

Chelatpatienten bleiben auch am Tag der Infusion leistungsfähig. Sie können hinterher Baden, Autofahren, Tanzen...
Die gute Verträglichkeit macht die Chelat-Bildner zu einem universell einsetzbaren Heilmittel, auch begleitend zu Bade-Kuren.

Neben dem ursprünglichen Zweck der Entgiftung haben Chelat-Bildner im Laufe der Zeit auch nützliche Zusatzeffekte bei Durchblutungsstörungen gezeigt.....

- Dies ist die eigentliche Sensation! Und der wahre Chelat-Skandal. Weltweit leiden über 45 Millionen Menschen an Durchblutungsstörungen. Wenn die Blutspülung mit Chelatoren rechtzeitig eingesetzt würde, könnte sie in vielen Fällen mit geringem Aufwand mehr erreichen als die ungleich teurere Gefäßchirurgie.
- Besonders in den USA wurde die Chelatsubstanz EDTA schon frühzeitig zur Behandlung der Arterienverkalkung verwendet. Auch in Europa gibt es mittlerweile viele Anhänger der Therapie. Das Arzt-Register unserer Deutschen Ärztegesellschaft für Chelat-Therapie e.V. (www.chelat-gesellschaft.de) umfasst mehrere Seiten.
- Eine Studie von Hancke und Flytie über 470 Patienten mit Herzproblemen zeigte nach der Chelat-Therapie Verbesserungen von 80 - 91 %. Davon waren 92 Patienten Kandidaten für eine Operation. Nur 10 davon mussten wirklich zum Chirurgen.

Es gibt auch „Überläufer" aus dem Lager der Herzchirurgie. Dr. Peter van der Schaar, ein früherer Bypass-Chirurg, berichtet, dass er in seiner Klinik 70 Prozent der bereits geplanten Bypass-Operationen verhindert, indem er mit EDTA und anderen Chelat-Bildnern arbeitet.

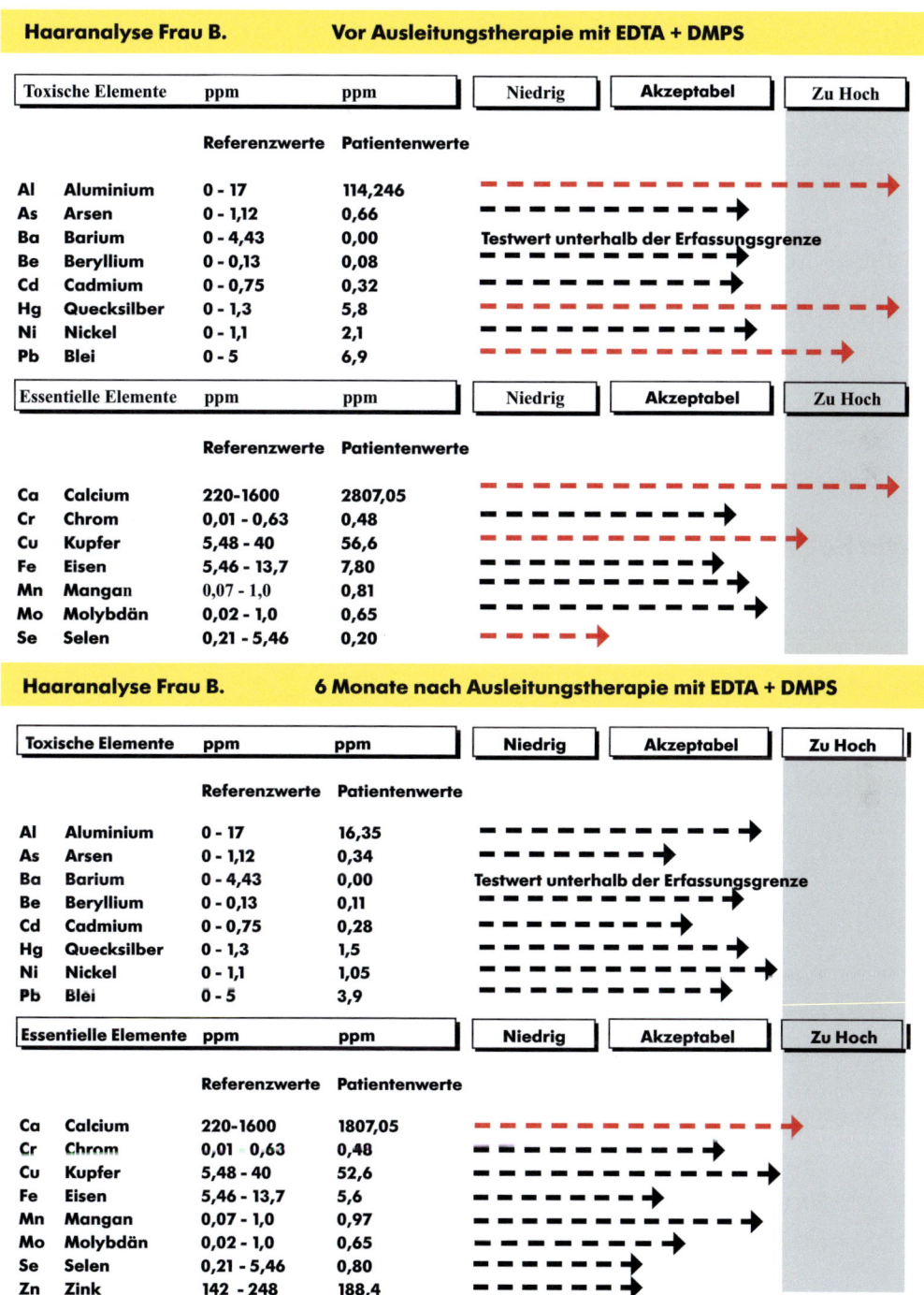

Haaranalyse Frau B. — Vor Ausleitungstherapie mit EDTA + DMPS

Toxische Elemente		Referenzwerte (ppm)	Patientenwerte (ppm)	Niedrig	Akzeptabel	Zu Hoch
Al	Aluminium	0 - 17	114,246			→
As	Arsen	0 - 1,12	0,66		→	
Ba	Barium	0 - 4,43	0,00	Testwert unterhalb der Erfassungsgrenze		
Be	Beryllium	0 - 0,13	0,08		→	
Cd	Cadmium	0 - 0,75	0,32		→	
Hg	Quecksilber	0 - 1,3	5,8			→
Ni	Nickel	0 - 1,1	2,1		→	
Pb	Blei	0 - 5	6,9			→

Essentielle Elemente		Referenzwerte (ppm)	Patientenwerte (ppm)	Niedrig	Akzeptabel	Zu Hoch
Ca	Calcium	220-1600	2807,05			→
Cr	Chrom	0,01 - 0,63	0,48		→	
Cu	Kupfer	5,48 - 40	56,6			→
Fe	Eisen	5,46 - 13,7	7,80		→	
Mn	Mangan	0,07 - 1,0	0,81		→	
Mo	Molybdän	0,02 - 1,0	0,65		→	
Se	Selen	0,21 - 5,46	0,20	→		

Haaranalyse Frau B. — 6 Monate nach Ausleitungstherapie mit EDTA + DMPS

Toxische Elemente		Referenzwerte (ppm)	Patientenwerte (ppm)	Niedrig	Akzeptabel	Zu Hoch
Al	Aluminium	0 - 17	16,35		→	
As	Arsen	0 - 1,12	0,34		→	
Ba	Barium	0 - 4,43	0,00	Testwert unterhalb der Erfassungsgrenze		
Be	Beryllium	0 - 0,13	0,11		→	
Cd	Cadmium	0 - 0,75	0,28		→	
Hg	Quecksilber	0 - 1,3	1,5		→	
Ni	Nickel	0 - 1,1	1,05		→	
Pb	Blei	0 - 5	3,9		→	

Essentielle Elemente		Referenzwerte (ppm)	Patientenwerte (ppm)	Niedrig	Akzeptabel	Zu Hoch
Ca	Calcium	220-1600	1807,05			→
Cr	Chrom	0,01 - 0,63	0,48		→	
Cu	Kupfer	5,48 - 40	52,6		→	
Fe	Eisen	5,46 - 13,7	5,6		→	
Mn	Mangan	0,07 - 1,0	0,97		→	
Mo	Molybdän	0,02 - 1,0	0,65		→	
Se	Selen	0,21 - 5,46	0,80		→	
Zn	Zink	142 - 248	188,4		→	

- Was oft verschwiegen wird: Wenn transplantierte Venen als Bypass zu Arterien umfunktioniert werden, passen sich diese an den erhöhten arteriellen Druck durch Verdickung der Venenwand an. Schon wieder besteht die Gefahr einer Engstelle!
- Trotz neuer beschichteter Stents erleidet jeder vierte Patient eine Wiederverengung.
- Dagegen arbeitet z.B. EDTA sozusagen als Mikro-Gefäß-Chirurg. Während der normale Chirurg einen Bypass rund um die verstopften großen Blutgefäße legt, putzt der Chelat-Bildner die kleinen Gefäße, die nicht operiert werden können, von innen.

Die Schulmedizin baut teure neue Autobahnen. Die Alternativmedizin sorgt für guten Verkehrsfluss auf den Umgehungsstraßen.

- Durch EDTA kann die Arterienverkalkung aufgehalten, die Zellfunktion verbessert und die Calcium-Überladung der Gewebe abgebaut werden. Das an Eiweiß gebundene Calcium bleibt dabei unbehelligt. Es kommt zu keiner Knochenentkalkung.

Wie hoch ist der Zeitaufwand für diese Art der Chelat-Therapie?

- Am Kurort hat es sich bewährt, Behandlungsserien von 2-3 Wochen durchzuführen und sie zu wiederholen. Innerhalb von 2 Jahren führen wir mindestens 25 Infusionen durch, von denen jede etwa 3 Stunden dauert. Da die Patienten die Behandlung gut vertragen und sich wohl fühlen, kommen sie auch gern wieder.

Indikationen für Chelat-Arteriosklerose-Infusionen

1. Herzkrankheiten, die durch Verkalkungen der Herzkranzadern hervorgerufen werden
2. Durchblutungsstörungen der Beine, „Schaufensterkrankheit"
3. Zentrale Durchblutungsstörungen mit Verkalkung der Halsschlagadern oder Hirngefäße
4. Netzhautverkalkungen (Makuladegeneration)
5. Ohrensausen, Schwerhörigkeit, Schwindel
6. Potenzstörungen
7. Raynaudsche Erkrankung
8. Rheumatische Erkrankungen
9. Sklerodermie (Autoimmunerkrankung mit Hautbeteiligung)

Welche Erfahrungen haben Sie mit der EDTA-Therapie gemacht?

- Die Chelat-Therapie zur Behandlung der Arteriosklerose wirkt dann am besten, wenn sie rechtzeitig eingesetzt wird.
- Wenn mich ein verzweifelter Patient aus der Intensivstation anruft, morgen sei ein Bypass vorgesehen, muss ich ihn leider darüber aufklären, dass es für Chelat zu spät ist.
- Wenn ein größeres Gefäß, z.B. eine Halsschlagader komplett verschlossen ist, kann die Chelatlösung natürlich auch nicht mehr an den Ort des Geschehens vordringen.
- Um wieder einmal unser Bild vom Automobil zu bemühen:

Die Chelat-EDTA-Therapie ist wie ein Salz-Streufahrzeug. Wenn es nicht rechtzeitig ausrückt, ist ein Chaos sehr wahrscheinlich. Wenn der Schneefall schon eine Hauptverkehrsader verstopft hat, kann nur noch der Schneepflug helfen und eine Operation ist unausweichlich.

- Also ist z.B. beim akuten Verschluss einer Herzkranzarterie der Chirurg gefragt.
- Aber Bypass und Chelat-Therapie sind aus meiner Sicht keine konkurrierenden Verfahren. Denn der Bypass-Chirurg behandelt die großen Gefäße und der Chelat-Therapeut die kleinen.
- Wenn der Chirurg die verengte Stelle mit einem Bypass (einer Vene aus dem Unterschenkel) überbrückt, ist an den vielen kleinen Gefäßen, die oft schon vorher einen Schaden haben, gar nichts geschehen.
- Deshalb ist gerade nach einem Bypass, der die Gefahr eines tödlichen Herzinfarktes abgewendet hat, die Behandlung mit EDTA überaus sinnvoll.
- Sie stärkt den Pool der kleinen Gefäße, der für die Versorgung des Herzmuskels zuständig ist.
- Am besten ist es natürlich, die gefährlichen Gefäßverengungen und Ablagerungen zu behandeln, noch ehe ein Infarkt auftritt und ein Bypass erforderlich wird!

Woran messen Sie den Behandlungserfolg?

- Die meisten Patienten haben nach 2-3 Serien ein völlig neues Lebensgefühl. In der täglichen Praxis der Chelat-Therapie ist es eindrucksvoll, wie häufig Herzpatienten nach hinreichender Behandlungsserie von einem Abklingen ihrer Anfälle und einer Zunahme der Belastbarkeit berichten.
- Ähnliches gilt für Durchblutungsstörungen der Beine: Chelat-Therapie macht das Blut dünn. Kalte Füße werden wieder angenehm warm und die quälenden Schmerzen und Missempfindungen lassen häufig nach.

- Auch Konzentrationsschwierigkeiten sowie Sehstörungen verbessern sich oft eindrucksvoll, ebenso das Kurzzeitgedächtnis.
- Ein sehr schönes Beispiel:
- Der Sohn eines meiner Chelatpatienten - selbst Arzt - sprach sich gegen die Chelatbehandlung aus.
- Trotz Blutdruck- und Herzmitteln hatte sein Vater Angina Pectoris-Anfälle und eine belastungsabhängige Kurzatmigkeit.
- Das Cholesterin war hoch und nur unzureichend eingestellt.
- Mittlerweile wurden vier Serien mit EDTA durchgeführt, ergänzt durch Begleitinfusionen mit essentiellen Phospholipiden, die besonders die Cholesterinplaques beeinflussen. Zusätzlich erhielt der Patient hochdosiert Coenzym Q 10, 200 mg täglich, zur Verbesserung der Herzleistung und Polikosanol (Extrakt aus dem Zuckerrohr zur Absenkung der Cholesterinwerte).
- Seitdem konnte seine Leistung wiederhergestellt werden, die Blutdruckmedikamente ließen sich reduzieren und die Kurzatmigkeit verschwand. „Mir braucht niemand etwas zu erzählen über den Wert der Chelat-Therapie", sagt der Patient seitdem selbstbewusst und ist nach wie vor überzeugter Anhänger der Behandlung.
- Noch ein Beispiel für viele:

Herr F., 62 Jahre alt, trug sämtliche bekannten Risikofaktoren mit sich herum: Cholesterin, Bluthochdruck, Diabetes, Bewegungsarmut, früher Zigarettenraucher. Schon zweimal bekam er einen aorto-koronaren Bypass am Herzen, sämtlich mit erneutem Gefäßverschluss (Restenose). Danach galt er als inoperabel.

- Als der Patient zur Kur kam, nahm er 12 Medikamente ein. Er war kaum belastbar, brauchte täglich Nitro-Spray. Ein Infarkt stand greifbar vor der Tür. Unser Service bestand lediglich in der Durchführung von zwei Serien Chelat-Therapie mit EDTA.
- Schon nach der ersten Serie war der Mann wie umgedreht und konnte sich wieder seines Lebens freuen.
- Als ich ihn nach 8 Monaten zur zweiten Behandlungsserie sah, war er überzeugt, mit der Therapie sein Leben gerettet zu haben. Er brauchte weniger Medikamente. Der Befund habe sich auch nach Ansicht des Kardiologen gebessert, erzählte er. Dem hat der Patient allerdings nichts von der Chelat-Therapie erzählt. Auch so etwas könnte man als Blindstudie bezeichnen. Und es gibt viele davon, man muss nur das Buch „Kranker Patient - guter Patient" meines Chelat-Kollegen Dr. Collatz lesen.
- Chelat-Therapien haben nicht selten erstaunliche Wirkungen auf schwer zu beeinflussende Erkrankungen. Dazu zählt z.B. das „Restless-Leg-Syndrom", das uns immer

häufiger begegnet. Schmerzen und nächtliche Unruhe in den Beinen stehen ganz im Vordergrund. Möglicherweise besteht ja ein ursächlicher Zusammenhang mit der Wirkung des Nervengifts Quecksilber oder mit starken Belastungen durch Aluminium, Blei oder Kupfer - und die beobachtbare Besserung hängt mit der Ausleitung dieser Metalle zusammen.

- Der Versuch lohnt sich, denn die Schulmedizin kann dagegen nur Parkinson-Mittel anbieten, um die Symptome zu unterdrücken, die aber wiederum Nebenwirkungen haben. Im Fall des Restless-Leg-Syndroms kombinieren wir die Chelat-Behandlung gern mit elektromagnetischen Feldern, die auf sedierende, also beruhigende Effekte ausgelegt sind. Dadurch kann man oft auf pharmazeutische Symptom-Unterdrücker verzichten. Ursachen- und Symptombehandlung gehen so Hand in Hand.

„Meine Füße bringen mich um, das Toben und Brennen geht die ganze Nacht. Ich kann die Bettdecke nicht mehr ertragen und würde lieber im Sitzen schlafen...!"

„Deutliche Besserung des Restless-Leg-Syndroms, glücklich wie noch nie, kann wieder gehen und die Nachtruhe ist ungestört."

Zitate von Frau B. vor und nach der Chelat-Therapie.

Vgl. auch die Haaranalyse dieser Patientin auf S. 93

Chelat-Therapien stehen meist am Ende einer ganzen Reihe erfolgloser Versuche, bisher ungeklärten Krankheiten den Kampf anzusagen...

- Es ist weit mehr als nur eine Strohhalm-Methode, und jeder Gerettete zählt doppelt, weil er eben mit anderen Methoden keine Chance hatte.
- Aus meiner Erfahrung kann ich jedenfalls sagen: Je früher ein Behandlungsschema einsetzt, desto höher sind die Erfolgschancen. Dies gilt besonders in der Behandlung der Arteriosklerose.
- Eine Ausleitung mit Chelat-Bildnern bei neurologischen Problemen ist oft erfolgreicher als die Methoden der Schulmedizin. Aber jede Behandlung hat ihre Grenzen und Wunder gibt es auch hier nicht.

Außer den schulmedizinisch „Austherapierten": Wer gehört denn - bei vorliegender Symptomatik - zur Zielgruppe der Chelat-Therapie?

- Grundsätzlich stellt sich die Frage: Wann sollen wir entgiften und wer soll entgiften?

Wir wissen heute, dass manche Menschen genetisch bedingt gute Entgifter sind und andere nicht. Ein schlechter Entgifter wird mit einer hohen Wahrscheinlichkeit ein Lungenkarzinom bekommen, wenn er raucht oder eine Leberzirrhose, wenn er regelmäßig Alkohol konsumiert.

- Ein schlechter Entgifter ist auch durch Umweltgifte stärker gefährdet – auch wenn er noch so gesund lebt.

Ein schlechter Entgifter wird durch Entgiftungstherapien nicht zu einem guten Entgifter, aber er hat die Chance, die Vergiftungskrankheiten zumindest im Keim zu ersticken. Für ihn sind Entgiftungsverfahren oft die einzige Rettung.

Viel zu wenig bekannt ist die Tatsache, dass wir heute kostengünstige Gen-Tests zur Erfassung der Entgiftungsfähigkeit durchführen können. Dieser Test ist nur ein einziges Mal im Leben notwendig, um Informationen über den Grad der persönlichen Gefährdung zu erhalten! Im einzelnen sind dies folgende Gene, die an der Entgiftung besonders mitwirken. Ich habe mich selbst auch vergewissert und mein Leben darauf eingestellt.

Haben Sie alle wichtigen Entgiftungsgene?

- **Gluthathion-S-Transferase M 3**: beteiligt an der Entgiftung von Metallen
- Glutathion-S-Transferase P 1: beteiligt an einer Vielzahl von chemisch verursachten Krebsformen, Entgiftung von Amalgam
- Gluthathion-S-Transferase T 1: bedeutend für Kehlkopfkrebs in Verbindung mit Rauchen, Magen- und Darmkrebs, Entgiftung von Dentalmetallen
- Gluthathion-S-Transferase M 1: Wenn Ihnen dieses Gen fehlt, sind Sie besonders anfällig für die Gesundheitsgefährdung durch Rauchen und Alkohol. 81 % der Lungenkrebspatienten haben diese Gen nicht, es fehlt auch bei 73,6 % der schwer an Bronchitis Erkrankten. Und bei 77,3 % der Patienten mit alkoholbedingter Leberzirrhose. Es ist zudem für die Entgiftung verschiedener Metalle zuständig.

Wer einen genetischen Konstruktionsfehler bei der Entgiftungsfähigkeit aufweist, erhöht seine Chancen durch regelmäßigen Entgiftungs-Service deutlich!

Besteht ein Zusammenhang zwischen Schwermetallbelastungen und Krebs?

- Blumer und Cranton haben 1989 eine Studie publiziert, bei der 59 mit dem Chelatbildner EDTA behandelte Patienten 18 Jahre später untersucht wurden. Dabei kam heraus, dass nur eine Person an Krebs gestorben war, aber im gleichen Zeitraum 30 aus einer Kontrollgruppe von 172 nicht behandelten Patienten. Daraus wird geschlossen, dass eine Schwermetallentlastung mit EDTA einen krebsvorbeugenden Effekt hat.
- Wir sind von der krebsvorbeugenden Wirkung überzeugt und setzen der Chelat-Infusion zusätzlich auch noch hochdosiertes Vitamin C bei, dem ebenfalls eine krebshemmende Wirkung zugeschrieben wird.

Also hochdosiertes Vitamin C in die Vene. Kann denn der Körper überhaupt so viel davon aufnehmen?

- Für mich ist dabei entscheidend, dass es doch so etwas wie Vitamin C Depots im Körper gibt, etwa die Hirnanhangdrüse und die Nebenniere.
- Beide sind unsere wichtigsten hormonellen Schaltzentralen und brauchen offenbar die Ascorbinsäure (Vitamin C) für ihre Arbeit so dringend, dass sie darin in ständiger Bereitschaft gehalten wird. Immer wieder tauchen auch seriöse Studien auf, die zeigen, dass die intravenöse Anwendung von Vitamin C Krebszellen hemmt. Krebszellen sind ja ein Dauerproblem, mit dem der Organismus durch die zunehmende Belastung ansonsten immer schlechter fertig wird.
- Im Prinzip ist ja jeder Mensch ständig mit Krebszellen beschäftigt. Ein Gesunder kann sie in Schach halten, und dabei hilft Vitamin C ohne jeden Zweifel.
- Damit wird der ursprüngliche Therapieansatz des zweifachen Nobelpreisträgers Linus Pauling wieder aufgegriffen, der Vitamin-C-Pulver in hohen Dosierungen an Krebspatienten eingesetzt hatte.
- Allerdings hatte Linus Pauling damals zu wenig beachtet, dass die Aufnahme von Vitamin C über die Darmschleimhaut stark beeinträchtigt wird. Bei einer täglichen Zufuhr von 10 g Vitamin C über den Magen-Darm-Trakt werden maximal 2 g in die Blutbahn aufgenommen, nicht hinreichend für eine Entgiftungstherapie in unserem Sinne.
- Bei einer Infusionsbehandlung mit Vitamin C, die bis zu 30 Gramm täglich umfassen kann, wird die gesamte Vitaminmenge aufgenommen und verwertet: Etwa 2 Gramm landen gleich in der Vitamin-C-hungrigen Zelle, vorwiegend in den Hormondrüsen, dem Auge und den weißen Blutkörperchen. Der Rest wird innerhalb von 8-10 Stunden ausgeschieden und nimmt Gifte mit, die durch Vitamin C gebunden werden können.

Bis zu 30 Gramm Vitamin C direkt ins Blut?

- So viel ist das gar nicht! Ein Raucher beispielsweise vernichtet durch eine einzige Ziga-rette 100 mg Vitamin C. Sein Bedarf kann nicht einmal durch Megadosen von Vitamin C gedeckt werden, selbst wenn er 20 Gramm täglich schluckt.
- Praktisch läuft es so ab, dass parallel zur Chelat-Behandlung oder auch zur QANTOX®-Blutwäsche (Siehe Kapitel 2) hochdosiertes Vitamin C in einer natürlichen Form auf der Grundlage von Mais infundiert wird.
- Viele Patienten geben eine fast unglaubliche Verbesserung ihres Wohlbefindens und Allgemeinzustandes an.
- Besonders bewährt hat sich die Behandlung auch bei Erschöpfungszuständen und Immunschwächen.

Kapitel 7

Dynamik-Service
Vom Sport zur Quantenmedizin

Die traditionelle Vorstellung von einer Aktiv-Kur verbindet sich mit körperlicher Bewegung. Dabei haben wir ein weites Feld von der Krankengymnastik bis zum Triathlon vor Augen. Im Vordergrund steht das Training der Muskulatur.

Aber kennen Sie das Bild von zuckenden Muskeln, die durch elektrische Muskeltrainer gereizt werden? Denken Sie an Ihr letztes EKG: Das Herz - unser größter Muskel - wird von einem körpereigenen Impulsgenerator zum Schlagen angeregt, und wir sehen die Stromkurven über das Papier sausen. Wenn die Ströme nur ein bisschen verzerrt gezeichnet werden, herrscht Alarmstufe Tod!

Und wenn das Herz schon nicht mehr schlägt, hilft vielleicht noch der Stromschock, um es wieder zum Leben zu erwecken.

Jenseits der elektrischen Muskelanspannung geht es auch um magnetische Strominduktion, und diese steht im Zusammenhang mit der Regeneration von Knochen, Gelenken und Knorpeln.

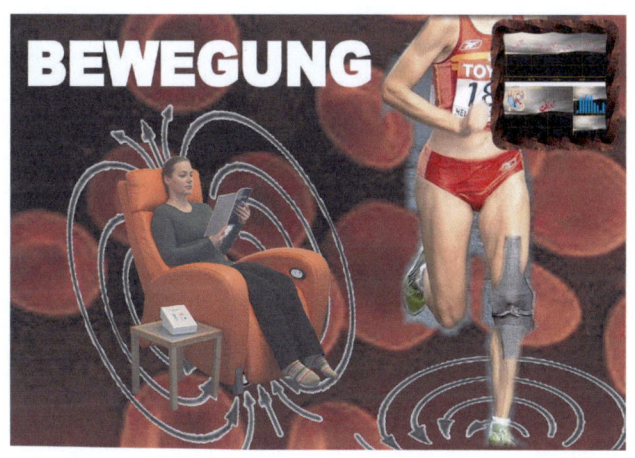

In der traditionellen Kurmedizin war die allmähliche Wiederherstellung verlorener Dynamik durch physikalische Therapien das bevorzugte Heilmittel. Bäder, Fango, Massagen, Krankengymnastik etc.

Die letzten Jahre haben aber den Blick vom oberflächlichen Geschehen in der Muskulatur zur ganzheitlichen Mobilität des Auto-Mobils Mensch gelenkt. Schon der traditionelle Badearzt benutzte die Schwerelosigkeit im Thermalwasser zur Wiederherstellung der Bewegungsfähigkeit. Die Raumfahrtmedizin hat die Probleme reduzierter Dynamik, die ja auch mit dem Altern des Menschen einher- gehen, mit sensationellen Trainingskonzepten bereichert. Davon erfahren Sie in diesem spannenden Kapitel.

Herr Dr. Irlacher, warum kann man Bewegung als den Dynamo, also die Lichtmaschine des Lebens bezeichnen?

- Ähnlich wie ein Dieselmotor ist der Mensch ein Selbstzünder. Die Zellen unseres Körpers haben ja nicht nur Verbrennungsmotoren, sondern betreiben auch Dynamos, also Lichtmaschinen. Ohne elektrischen Strom zündet die Verbrennung nicht.
- Rund 650 Muskeln werden durch komplizierte Leitungssysteme dirigiert. Ionen, Elektronen, (Licht-) Photonen und (Magnet-) Quanten ermöglichen erst die Steuerung des Ganzen.
- Bewegung ist auch der Zündschlüssel für das System Mensch.

Aber Bewegung ist doch nicht so wichtig wie Atmen, Trinken oder Essen! Ohne Bewegung kann es der Mensch viel länger aushalten als ohne Essen!

- Da wäre ich mir nicht so sicher. Bei einem wissenschaftlichen Versuch 1966 hat man kerngesunde junge Männer 3 Wochen lang auf Bewegungsentzug gesetzt. Sie mussten nur faul im Bett liegen und wurden sogar zur Toilette mit dem Rollstuhl gefahren. Danach stellte man sie aufs Laufband und zwei der fünf Männer fielen in Ohnmacht. Durchschnittlich war der Pumpmuskel um 11 Prozent geschrumpft, das Herzschlagvolumen um ein Viertel zurückgegangen, und das Vermögen, Sauerstoff aufzunehmen, war um 28 Prozent vermindert.
- Sie können bei den menschlichen Grundbedürfnissen alles richtig machen, Sauerstoff- und Wassermangel ausgleichen, Säuren, Schlacken und Ernährungsüberschuss erfolgreich ausgleichen, wie wir es in den vorherigen Servicekapiteln beschrieben haben. Aber ohne Bewegung werden Sie unweigerlich schneller alt. Der Vorgang des Alterns, sagt der Bonner Sportmediziner Heinz Mechling, „ist in hohem Maße das Resultat von Inaktivität".
- Statistisch gesichert ist: Wer jeden Tag körperlich aktiv ist, hat ein geringeres Risiko für Herz- Kreislauferkrankungen, Schlaganfall, Gedächtnisschwund, Diabetes II, Depression, Fettsucht, Brust- und Darmkrebs.

Warum ist denn Bewegung ein Thema für das Service-Handbuch Mensch, in dem es um Hilfe von Außen geht? Muss man sich nicht immer selbst bewegen?

- Es geht auch um das Wie! Wer sein Auto falsch bewegt, fliegt aus der Kurve. Das gilt auch für die Gesundheit. Genau so wie es Defizite beim Atmen, Trinken und Essen gibt, müssen wir als Mediziner Bewegungsmängel und Fehler ausgleichen.

- Es gibt viele Umstände, die einen Menschen daran hindern, sich zu bewegen.
- Zwar ist das Bewegungsbewusstsein gewachsen, dennoch ist nur ein Drittel der über 40-jährigen Deutschen mehr als 2 Stunden pro Woche körperlich aktiv.
- Die Kaskade des körperlichen Abstiegs beginnt bei Frauen oft schon zwischen dem 30. und 40. Lebensjahr. Bei Männern meist erst ab 40.
- Erst beginnt die latente Übersäuerung sich in chronischen Krankheiten auszuprägen.
- Dann führen Schmerzen oder Übermüdung zur Bewegungseinschränkung.
- Der Bewegungsmangel verstärkt die Symptome der Übersäuerung und führt zur Verschlackung. Ein Teufelskreis schließt sich, wenn man nicht gegensteuert.

Ein Zuviel an Bewegung ist aber auch nicht zu empfehlen...

- So sicher es ist, dass regelmäßige Bewegung in frischer Luft gesund erhält, so problematisch kann Bewegung im Krankheitsfall sein.
- Beginnen wir mit dem Zusammenhang zwischen Bewegung und Übersäuerung: Muskeln werden bei Überlastung sauer, weil sich die Milchsäure nicht schnell genug aus dem Gewebe abbaut und Mikro-Faserrisse nicht schnell genug repariert werden können.
- Die Milchsäure heißt auch Laktat, und das ist so etwas wie die erhöhten Abgaswerte eines Verbrennungsmotors, solange dieser noch nicht warm gelaufen ist. Laktat ist einerseits der Kaltstartabfall unserer Muskeln, andererseits entsteht es beim Überdrehen des Motors. Wer sich nur kurz mal bewegt, kommt nicht auf Betriebstemperatur, wer den Motor überdreht, produziert erhöhten Verschleiß.
- Nun denken die meisten, dass die Überlastungsgrenze ebenso wie die Abbaugeschwindigkeit der Milchsäure vom individuellen Trainingszustand abhängt. Je schneller der Muskel warm wird, je mehr Energie er aus der optimalen Verbrennung von Sauerstoff zieht, desto weniger Milchsäure muss der Körper mit seinen basischen Hilfstruppen aus den Muskelpartien heraus schaffen.
- Man darf dabei allerdings nicht übersehen, dass der Laktatabbau und die Reparatur von Mikro-Faserschäden langsamer ablaufen, wenn der Körper allgemein übersäuert ist und die basischen Hilfstruppen von überall um Hilfe gerufen werden. Wenn der Muskelkater also nur mit Verzögerung abgebaut wird und Wadenkrämpfe auftreten, ist das schon ein Zeichen von Übersäuerung.
- Wenn gar der Herzmuskel um Hilfe schreit, wird schon mal ein Wadenmuskel vernachlässigt und bleibt entsprechend lange sauer. In diesem Fall wäre sprichwörtlich weiterer Sport Mord. Es gibt Willensathleten, die das Warnsignal schmerzender Muskeln ignorieren und dann schon bei leichtem Jogging mit Herzinfarkt zusammenbrechen.
- Muskelarbeit unterhalb der Überlastungsgrenze ist immer vorzuziehen. Eine Aktiv-Kur hat zwar das Ziel, diese Grenze nach oben zu schieben. Wenn mich aber schon ein Spaziergang an die Muskelkatergrenze treibt, kann ich zum Beispiel zu Nordic Walking Stöcken greifen, um die Gehbelastung auf verschiedene Muskelpartien zu verteilen.

- Bei jeder bewussten körperlichen Aktivität sollte man auf eventuelle Alarmsignale in Form von Gelenkschmerz achten und dem Körper Zeit geben, sich an den ungewohnten Bewegungsablauf anzupassen. Falscher Ehrgeiz hat schon Manchen aus den Sportschuhen gekippt.
- Schon im Kapitel über die Luftkur haben wir gesehen, dass auch ein erhöhtes Angebot an ionisiertem Sauerstoff die Überlastungsgrenze nach oben schiebt. Es ist also wichtig, in frischer Luft Sport zu treiben. Wer nur im Zimmer Fahrrad fährt, sollte zumindest einen Raumluft-Ionisator aufstellen und für ständige Lüftung sorgen.
- Als Kuranwendung sollte das Sauerstoffangebot beim Training mittels einer Atemmaske auf bis zu 100 % angehoben werden.

Leider bieten die meisten Fitness-Studios nur miserable Trainingsluft. So sind sie dann keine empfehlenswerten Aktiv-Kurorte.

In Ihrer Bad Füssinger Praxis wird die Bewegungstherapie mit superaktivem Sauerstoff kombiniert. Patienten atmen reinen ionisierten Sauerstoff, während sie beispielsweise auf dem Fahrradergometer oder auf dem Laufband trainieren...

- Darüber steht schon viel in Kapitel 3. Wir testen auch moderne halbaktive Bewegungsverfahren wie Wipp-Trampoline und Vibrationsplatten. Selbst Osteoporose-Kranke sollen dadurch mit technischen Hilfsmitteln wieder motorisch aktiviert werden. Mit diesen neuen Trainingsgeräten laufen derzeit vielversprechende Studien, gerade bei Osteoporose. Diese heimtückische Krankheit hindert den Erkrankten nicht nur physisch, sondern auch psychisch an regelmäßiger Bewegungsaktivität. So haben diese Trainingsgeräte aus dem Umfeld von Leistungssportlern wie der deutschen Fußball-Nationalmannschaft Einzug in ganz unerwartete Zielgruppen gehalten.
- Spezielle superweiche Wipp-Trampoline setzen Muskeln und Knochen unter den vertikalen Druck von bis zu 3-facher Schwerkraft. Das hält selbst ein vom Knochenfraß geschädigter Knochen normalerweise gut aus. Man hüpft auf diesen Weichtrampolinen nicht, sondern wippt. Das hat auch einen günstigen Effekt auf die Lymphbewegung.
- Vibrationsplatten provozieren die Muskeln zu horizontaler Gegenbewegung, die wiederum auf die Knochen übertragen wird. So wird der Knochen auch in horizontaler Richtung dazu angeregt, sich neu aufzubauen.
- Nicht zu unterschätzen ist der Trainingseffekt auf das Gleichgewichtssystem. Gerade der sturzgefährdete Osteoporosepatient kann bei regelmäßigem Training mit diesen halbaktiven Geräten seine Geh- und Stehsicherheit verbessern.
- Die halbaktiven Trainingsmethoden bringen auch einen trägen Darm in Schwung, da die Übungen den Bauch massieren und die vegetative Entspannung fördern.

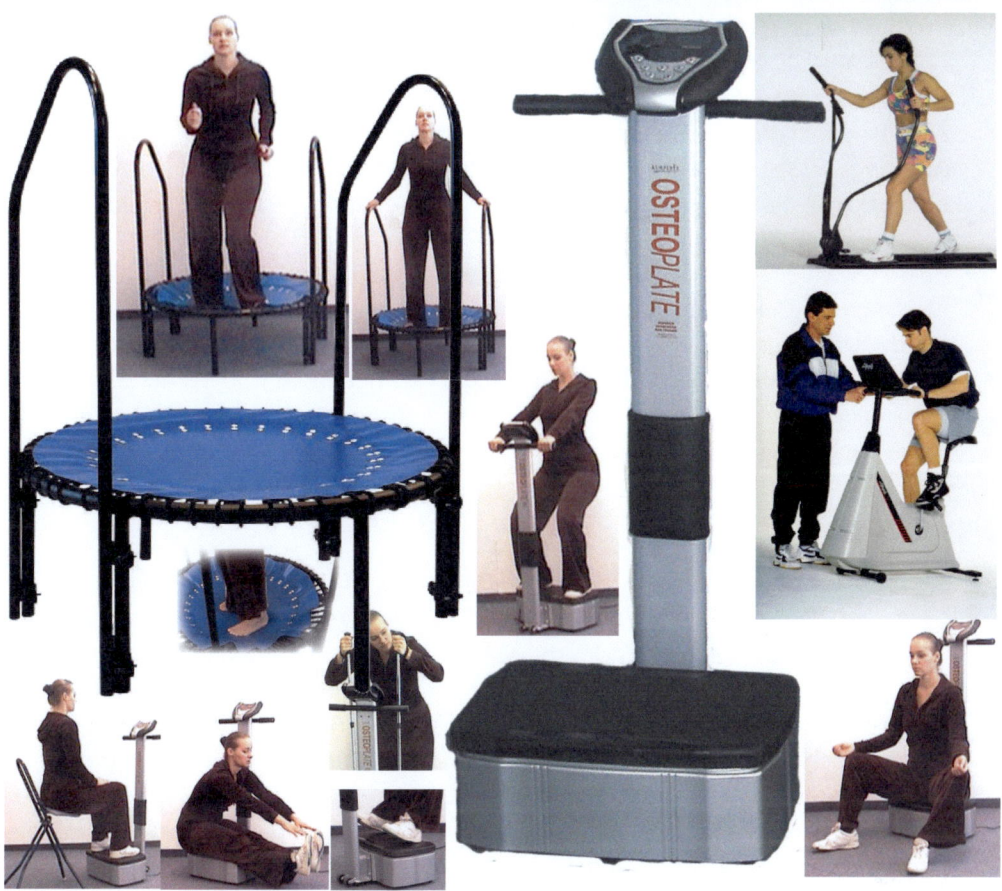

Die neuen, semi-aktiven Trainingsgeräte wie das weiche Wipp-Trampolin und die Vibrationsplatte laufen dem arzttypischen Fahrradergometer oder Laufband noch nicht den Rang ab. Sie sind aber für Menschen mit eingeschränkter Bewegungsfähigkeit ein hervorragendes Mittel, um den immens wichtigen Heilfaktor Bewegung zumindest auf Sparflamme auszunutzen. Man übt im Sitzen, im Stehen und im Wippen. Durchblutung und Lymphfluss werden gefördert, Muskelaktivität erzeugt und Knochenwachstum angeregt.

- Das QANTOX® - Aktivtraining und auch Programme mit den sanften semi-aktiven Geräten funktioniert natürlich nur, wenn die Bewegungsfähigkeit und Belastbarkeit grundsätzlich noch in ausreichendem Maße vorhanden sind.
- Häufig ist dies aber nicht mehr der Fall. Derartige Patienten erhalten Sauerstoff im Ruheverfahren. Anschließend gehen sie in die Therme, um die Beweglichkeit im Bewegungsbad wieder zu erlernen.

Warum ist das Thermalbad so ideal zum Bewegungstraining?

- Ohne die uralte Wohltat der Thermen funktioniert der Bewegungs-Service auch im Zeitalter der Hightech-Trainingsgeräte nicht so gut.
- Allerdings wissen wir heute erheblich besser, warum unsere Thermen nach wie vor so eindrucksvoll wirken, wenn es um Erkrankungen des Stütz- und Bewegungsapparates geht.
- Beim Heilbaden spielen nämlich auch mechanische Faktoren eine große Rolle, gerade für die große Zielgruppe der Gelenkskranken....
- Mit der Unterwasser-Gehschule fing es in Bad Füssing an! Der Auftrieb des Wassers ermöglicht Schwerkraftverhältnisse, die sogar noch geringer sind als auf dem Mond. Das ist ein großer Schritt für jemanden, der sich ansonsten vor lauter Schmerzen nicht bewegen kann.

Der Körper wiegt nur noch 1/10 seines eigentlichen Gewichts – das sind einfach ideale Voraussetzungen für die Krankengymnastik.

- Bandscheibenoperationen, Endoprothesen, Unfallverletzungen und Knochenbrüche - sie alle können unter der Schwerelosigkeit des warmen Thermalwassers in jeder Phase der Erkrankung belastungsgerecht beübt werden. Grundsätzlich lassen sich im Thermalbecken dosierte Belastungen früher durchführen und Schmerzen vermeiden.
- Jede moderne Reha-Klinik setzt heute auf die Bewegungstherapie im Wasser. In den großen Thermen der Kurorte werden neben Einzelbehandlungen für besonders schwierige Fälle allerorts auch Gruppenkonzepte für chronische Erkrankungen angeboten. Übungsprogramme können dort unter Anleitung der kundigen Fachkräfte schneller erlernt werden als durch Broschüren, Videoflme oder eigene Versuche.
- Gerade dem gehbehinderten Patienten vermitteln moderne Einrichtungen wie der Strömungskanal der Europa Therme Bad Füssing ein neues Bewegungsgefühl und machen obendrein Spaß. Neuerdings sprechen wir auch von Aqua-Jogging.

Aber nicht nur die erleichterte Bewegung im Wasser trainiert unsere Körpermechanik. Auch im Körper selbst bewegt sich etwas!

- Denn die 9/10 unseres Gewichts, die wir beim Sprung ins Wasser verlieren, verschwinden ja nicht im Nirgendwo, sondern werden auf unsere Körperoberfläche umverteilt. Das Untertauchen des Körpers führt durch den Wasserdruck zu Verlagerungen von Blut und Lymphe in tiefere Gefäßabschnitte. Die Venen der Beine werden in Sekundenschnelle entlastet, weil fast ein Liter Blut und Lymphe von unten nach oben gedrückt wird.

- Unsere Messungen in Bad Füssing haben ergeben, dass in der Folge das Hormon ANF ausgeschüttet wird, das zu einer Anregung der Nierenausscheidung führt. Aus diesem Grunde wirken Bäder stark urintreibend, ein Umstand, der bereits im alten Rom bekannt war, wo die Taucher bezeichnenderweise „Urinatores" hießen.
- Das Hormon wird innerhalb von 2 Minuten nach Beginn des Bades ausgeschüttet und gleicht den wegen des Wasserdrucks angestiegenen Blutdruck wieder aus!

Man könnte also sagen, durch das Bad trainieren wir ein blutdrucksenkendes Hormon...

- Die durch das ANF-Hormon gesteuerte vegetative Umschaltung ist besonders bei nervösen Beschwerden, Bluthochdruck und Herz-Kreislauf-Erkrankungen gar nicht hoch genug einzuschätzen.
- Der Erholungseffekt der Kur kommt schließlich dadurch zustande, dass eine Umstellung des überdrehten hochtourigen Vegetativums erfolgt. Nach der Wartung im Thermalbad läuft der Motor insgesamt wieder ruhiger!

Welche Rolle spielen denn die Inhaltsstoffe des Thermalwassers?

- Nehmen wir als gutes Beispiel Bad Füssing, Europas Thermalbadeort Nr. 1. Die dortige schwefelhaltige Natrium-Hydrogen-Karbonat-Chlorid-Therme mit dem Slogan „Wirkt und Wirkt und Wirkt" war ja um den Nachweis der Heilkraft ihres Wassers nie verlegen.
- Sei es bei rheumatischen Krankheiten, Arthrosen oder Bandscheibenleiden oder der Nachbehandlung von Gelenksoperationen und Sportverletzungen:
- Der Kurerfolg wird entscheidend durch die spezifischen Eigenschaften des Thermalwassers geprägt. Schmerzen können durch Kuren im Schwefelwasser reduziert, die Funktion von Gelenken verbessert, Muskeln gekräftigt und die Mobilität des Patienten langfristig erhalten werden.

Was ist das Besondere am Bad Füssinger Thermalwasser?

- Es zeichnet sich durch seinen natürlichen Gehalt an Schwefel und weiteren Mineralstoffen aus. Der Wirkungsmechanismus ist zwar noch nicht bis ins letzte geklärt, Messungen haben jedoch bestätigt: Schwefel dringt während des Badens über die Haut in die Blutbahn und Lymphe ein und wird in das Bindegewebe, die Gelenksflüssigkeit und den Knorpel aufgenommen.
- Noch Wochen nach Beendigung der Kur ist eine erhöhte Schwefelausscheidung im Urin als Zeichen des vermehrten Umsatzes nachzuweisen.

- Schwefel als Reaktionsmittel regt Heilungskräfte an. Er wirkt als eine Art Katalysator , der verkümmerte und verschlackte Gelenke in ein reparaturfähiges Stadium überführt.
- Stoffwechselreaktionen im erkrankten Gewebe werden beschleunigt und körpereigene Mechaniker zur Stelle gerufen.
- Wenn der Kurgast mit seinen Gelenksproblemen im warmen Schwefelwasser badet, erlebt er diese Wirkung sehr oft eindrucksvoll.
- Auch „therapieresistente" Arthrosen und Bandscheibenleiden zeigen Heilreaktionen.

Wenn wir im Schwefelwasser baden, reinigen wir uns auch innerlich.

- Ausscheidungsvorgänge werden beschleunigt. Natürlich geht der ganze Dreck, der sich an den Gelenken abgelagert hat, nicht gleich von heute auf morgen mit hinaus.
- Aber die stoffwechselbeschleunigenden Eigenschaften der Thermalwässer setzen die Grundlage dafür, dass auch andere Inhaltsstoffe im Bad verstärkt wirken.
- So spielt auch das Natrium (Na+) im Bad Füssinger Heilwasser eine wesentliche Rolle. Es hat entquellende, also abschwellende Eigenschaften.
- Oder denken wir an Fluor (F-), den bekannten Zahnhärter. Es wirkt sich auf den Knochenstoffwechsel aus und kann bei Osteoporose mithelfen, die Krankheit zu beherrschen.

Warum kann man nicht einfach ein Schwefelpräparat schlucken und in normalem Wasser baden, um dieselbe Wirkung zu erzielen?

- Im Fall einer Arthrose-Kur ist die zusätzliche Gabe organisch gebundenen Schwefels und weiterer gelenkaktiver Substanzen durchaus sinnvoll. Man muss aber wissen, dass der Schwefel nicht allein wegen eines Mangelausgleichs gebraucht wird, sondern er wirkt als Provokateur auf den Körper, der sich daran erinnert, was er mit dem Schwefel zum Beispiel in den Gelenksknorpeln anfangen könnte...
- Um die Gesamtwirkung des Thermalbades zu begreifen, dürfen wir aber den Aspekt Wärme nicht außer acht lassen. Die Katalysatorfunktionen des Schwefels treten temperaturabhängig auf, das heißt, die Reaktionen kommen um so mehr in Gang, je wärmer das Wasser ist. Und das ist erst die eigentliche Stärke der Schwefelbäder.
- Natürlich setzt dies auf der anderen Seite eine korrekte Anwendung der Thermalbäder voraus. Baden über mehrere Stunden führt zu Überreaktionen und schadet, als ob wir statt einem Zündholz gleich die ganze Schachtel angezündet hätten.
- Wenn man die wirksamen Faktoren eines Heilwassers untersucht, steht neben den Mineralstoffen der Wärmeeffekt weit im Vordergrund. Dies gilt für alle Thermalbadeorte gleichermaßen. Optimal ist eine breite Temperaturschachtelung. Bad Füssing beispielsweise bietet abgestufte Temperaturen zwischen etwa 18 und 38 Grad.

Was geschieht wärmetechnisch, wenn wir Thermalbaden?

- Ab 32 Grad aufwärts beginnt sich der Körper aufzuheizen, weil er große Wärmemengen tankt. Schwimmen ist ab dieser Temperatur nicht mehr anzuraten, weil der Motor überhitzen kann.
- Das Baden über 32 Grad ist für die Schwefelwirkung jedoch ausschlaggebend. denn ab da steigt die Durchlässigkeit der Haut für Schwefel deutlich an.

Obwohl Schwimmbecken von 28 Grad die gleiche Menge an Schwefel haben wie Wärmebecken von 37 Grad, wird im wärmeren Becken in der gleichen Zeit wesentlich mehr Schwefel aufgenommen.

- Dieser Effekt ist entscheidend für das Auslösen der Körperreaktion.
- Wärme erweitert die Blutgefäße der Haut und stimuliert deren Pumpfunktion.

Dies bedeutet, dass Thermalbäder temperaturabhängig den Blutfluss in der Haut anregen und damit die Wärme in die Tiefe des Gewebes abführen...

- Luftsprudelbäder oder Schwefel-Gas-Bäder geben durch den Strömungseffekt größere Wärmemengen an den Körper ab. Sie erzeugen mehr Tiefenwärme und damit eine stärkere Muskelentspannung.
- Die nach einem solchen Bad aufkommende Müdigkeit ist in diesem Fall das Signal, dass der Spannungszustand der Muskulatur abgesenkt worden ist, was einen geringeren Sauerstoffverbrauch nach sich zieht.

Das bedeutet, dass wir durch das Thermalbad entsäuern, weil der Sauerstoffbedarf der Muskulatur jetzt wieder gedeckt werden kann! Und dass wir weniger Schmerzen spüren!

- Wenn wir den Schwefel-Thermen-Effekt betrachten, ist warmes Wasser unschlagbar.
- Aber auch kaltes Wasser hat seine Stärken. Erstaunlicherweise können nämlich auch durch Kältereize über die Haut Verbesserungen der Durchblutung erzeugt werden.
- Auf diesem reaktiven Zusammenhang basieren etwa die Kneipp-Anwendungen. Deswegen gehören Wechselbäder fast immer zu den Standardempfehlungen - auch an reinen Thermalbadeorten und ohne Pfarrer Kneipps ausdrücklichen Segen...

Welche Empfehlungen geben Sie dem Badepatienten?

- Erst mal die Badebelastbarkeit checken lassen! Diese kurze Untersuchung beim Kurarzt bringt Sie auf die sichere Seite. Eine der wichtigsten Baderegeln heißt beispielsweise: Je wärmer das Wasser, desto kürzer die Badezeit. Unter Abzug der Pausen sollte die Badezeit selten länger als 1 Stunde sein, etwa in 3 Phasen zu je 20 Minuten. Es sei denn, der Badearzt hat das Freisignal zu längeren Badezeiten erteilt.
- Vermeiden Sie Übertreibungen! Solchen Patienten sage ich: Sie verbrauchen ja Ihre Medikamentenpackung auch nicht gleich an einem Tag! Dosieren Sie richtig und das Kurmittel wird zur Medizin. Überdosierungen schaden!
- Wichtig sind Pausen, ausreichend Trinken und sich selbst Beobachten. Wir alle haben ein angeborenes Körpergefühl und wenn es noch richtig funktioniert, weist uns allein schon die Müdigkeitsreaktion auf das fällige Ende des Bades hin.
- Müdigkeit bedeutet, der Körper hat genügend Wärme getankt, die Systeme arbeiten, die Muskulatur ist entspannt. Zeit, aufzuhören! Am nächsten Tag ist wieder Badetag!

Wenngleich man ab 32 Grad nicht mehr Schwimmen soll, spricht man vom Bewegungsbad. Welche Übungen bringen den besten Nutzen?

- Die 10 heilgymnastischen Übungen im Bewegungsbad entstammen meinem 1995 erstmals erschienenen Büchlein: „Richtiges Thermalbaden aus ärztlicher Sicht". Abbildungen mit freundlicher Genehmigung der Europa Therme Bad Füssing.
- Weil es aber oft mehr Spaß macht, empfehle ich besonders dem Anfänger auch die in den Thermen regelmäßig durchgeführte Gruppengymnastik.

1. Drehungen der Schultern:

Im Stehen oder Gehen mit hängenden Armen im Wasser lockernde kleine Drehbewegungen der Schultern nach vorne und wechselweise nach hinten ausführen.

2. Kreisen und Schwingen der Hüften:

Im Wasser stehend kleine Drehbewegungen der Hüften und Schwingen nach vorne und hinten.

3. Kreisen mit den Sprunggelenken: *Im Wasser stehend mit den Füßen in wechselnder Geschwindigkeit und Richtung ausführen.*

4. Kniebeugung und Kniestreckung

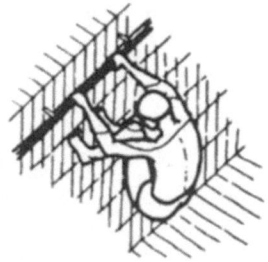

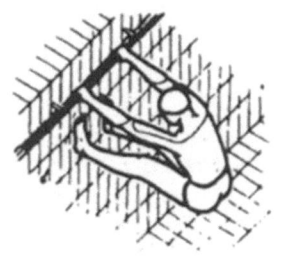

- Die Haltestange im Becken mit den Händen fassen
- Fußsohlen gegen die Beckenwand stellen
- Knie beugen und strecken
- Das Kinn nach vorne gegen die Brust neigen

5. Beinkreisen

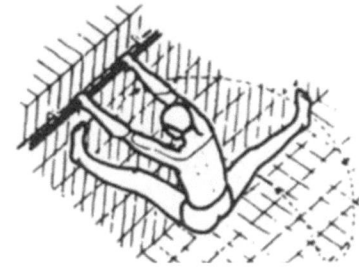

- Ausgangsstellung wie bei Übung 4
- Mit dem rechten Bein Kreise ziehen
  - von vorne nach hinten und umgekehrt
- Fuß dabei leicht anbeugen
- Mehrmalige Wiederholung, dann Bein wechseln

6. Radfahren mit gebeugten Knien

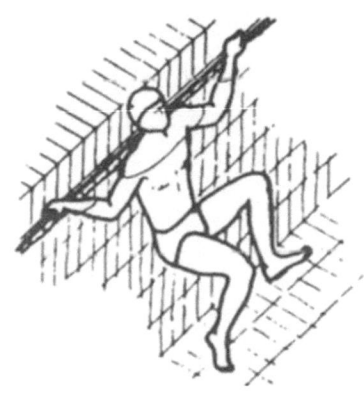

- mit dem Rücken zur Beckenwand aufstellen
- Arme ausbreiten
  und Haltestange von oben fassen
- Radfahren mit gebeugtem Knie,
  dabei Fußbewegungen durchführen
- Füße locker anwinkeln und strecken

7. Radfahren mit Kniestreckung

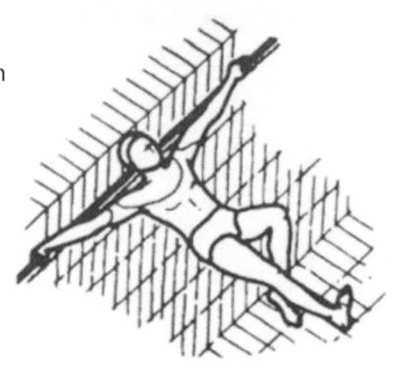

- mit dem Rücken zur Beckenwand aufstellen
- Arme weit ausbreiten
  und Haltestange von oben fassen
- Radfahren
  dabei Knie nach vorne durchstrecken
- Fuß bei gestrecktem Knie anwinkeln

8. Hüftdrehung mit angezogenen Knien

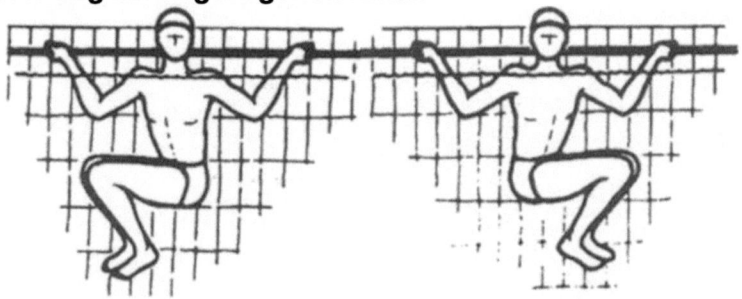

- Mit dem Rücken zur Beckenwand aufstellen
- Arme seitlich ausbreiten
- Haltestange oben mit den Händen fassen
- Knie beugen und beide Oberschenkel zusammen nach rechts zur Wand führen
- zurück nach links zur Beckenwand führen, dann wieder nach rechts

9. Offene Schere

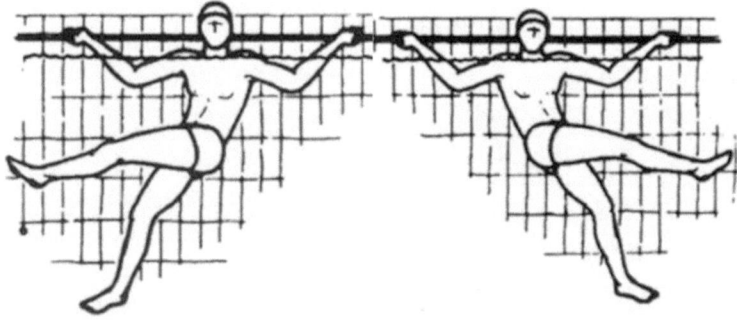

- Mit dem Rücken zur Beckenwand aufstellen
- Arme weit ausbreiten
- Haltestange im Becken von oben fassen
- Das leicht angebeugte linke Bein seitwärts über das rechte Bein führen
- Anschließend linkes Bein ausstrecken und gleicher Ablauf mit dem rechten Bein

10. Armkreisen

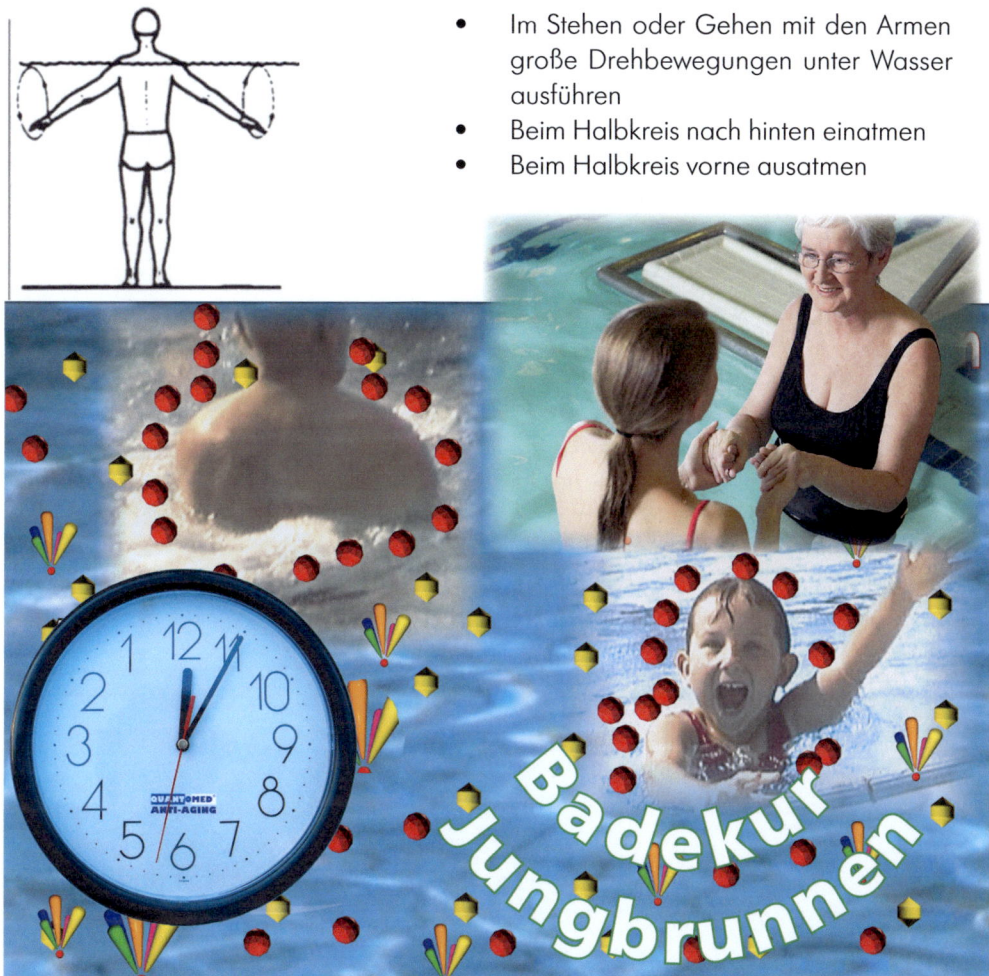

- Im Stehen oder Gehen mit den Armen große Drehbewegungen unter Wasser ausführen
- Beim Halbkreis nach hinten einatmen
- Beim Halbkreis vorne ausatmen

Wenn wir an dieser Stelle unseren Vergleich mit dem Automobil beibehalten wollen, wie wäre das Thermalbad einzuordnen. Doch nicht als Autowäsche?

- Natürlich nicht. Man wäscht sich ja, bevor man in die Therme steigt...
- Genau wie die vorherigen Servicekapitel gibt die Kurmedizin dem Menschen eine Art Starthilfe, wenn er nicht mehr anspringen will.
- Das Thermalbad mit seiner Aufhebung der Schwerkraft gibt die Starthilfe dabei durch Anschleppen. Das funktioniert auch beim Auto meistens am besten.

- Wenn das Auto dann immer noch nicht läuft, auch wenn die Batterie und der Tank wieder aufgefüllt sind, die Kraftstoffleitungen frei und der Abgaser gereinigt ist, liegt ein Defekt des Dynamos selbst vor.

Wie repariert man den Dynamo im „Automobil Mensch", also wie bringe ich jemanden nach längerem Bewegungsstillstand wieder zum Laufen oder zumindest zum Gehen?

- Da in unserem Bild „Bewegung" für die „Lichtmaschine des Lebens" steht, muss man zunächst dafür sorgen, dass sie wieder arbeitet, auch wenn sie zunächst rein passiv ist.
- Viele Methoden der Physiotherapie und Rehabilitationsmedizin gehören dazu. Der nach Unfällen oder Operationen immobilisierte Bewegungsapparat wird erst mit Fremdhilfe und dann mit immer mehr steigendem Eigenanteil beübt.
- Muskeltraining kann auch passiv mittels Reizstromgeräten erfolgen.
- Der Masseur kann Muskelverhärtungen lösen, die dann wieder eine schmerzfreie Benutzung der Muskulatur ermöglichen. Bei Muskelverhärtungen ist meist eine lokale Übersäuerung vorhanden, die primär oder zumindest parallel zur Massage beseitigt werden sollte. Hier liegt unser Ansatz begleitender Entsäuerungskonzepte wie Aktiv-sauerstoff und basisches Aktivwasser (siehe Kapitel 2 und 3).

Kann denn die Rehabilitationsmedizin angesichts der Mittelknappheit und kurzen Kurzeiten überhaupt noch große Erfolge aufweisen?

- Die Rehabilitationsmedizin ist in der Tat sehr personal- und zeitaufwändig und entsprechend stark von den Mittelkürzungen im Gesundheitswesen betroffen.
- Daher sind moderne REHA-Techniken besonders gefragt. Als Beispiel wären hier vor allem die sogenannten quantenmedizinischen Verfahren zu nennen.
- Prof. Dr. Sepp Porta vom Institut für angewandte Stressforschung in Bad Radkersdorf hat in einer Doppelblindstudie an Patienten einer Kurtherme wissenschaftlich bewiesen, dass diese nach physischer Belastung schneller wieder fit werden, wenn sie mit dem Quanten-Resonanz-System (QRS®) behandelt werden.
- Damit hat er die QRS®-Sport-Fitness-Studie von Prof. Dr. Rainer Pelka (Bundeswehr-hochschule) bestätigt, der deutliche Regenerationsvorteile bei Besuchern eines Fitness-Studios nachgewiesen hatte, die nur eine einzige Behandlung mit QRS® erhielten.
- Wir haben solche quantenmedizinischen Regenerationsbeschleuniger in Therapiesessel einbauen lassen und verwenden sie mit messbarem Erfolg,wie z.B. dem Abbau von Laktat, der Erhaltung eines gesunden Calcium- und Magnesiumspiegels, der Verbesserung der Herz-Kreislaufbelastbarkeit und der Erhöhung des Sauerstoffdrucks im Blut.

- Vielfach regeln sich auch Blutdruck und Puls auf ein normales Niveau ein, sogar bei Patienten mit jahrelangen Problemen in diesem Bereich.
- Nicht zu vergessen ist die positive Wirkung auf den vegetativen Ausgleich.

Beispiel für einen typischen REHA-Verlauf unter Einbeziehung quantenmedizinischer Geräte:

- Frau E., 68 Jahre alt, kam nach Hüftoperation mit Totalendoprothese rechts zwei Monate lang nicht mehr auf die Beine. Ihr Kreislauf lag am Boden, ihr oberer Blutdruckwert stieg nicht mehr über 100. Belastbarkeit gleich Null. Die Patientin konnte nur noch mit einer Unterarmgelenkstütze gehen, hatte Wasser in den Beinen, ihre Haut war livide und kalt und sie atmete schwer.
- Wir behandelten sie mit Wassergymnastik in der Therme, entsäuerten mit basischem Aktivwasser, entstauten mit Drainagen, regten die Durchblutung mit Sauerstoff an und wählten gezielt aktivierende quantenmedizinische Magnetfelder aus, um die Einheilung der Endoprothese zu fördern und die Patientin zu mobilisieren.
- Innerhalb von 10 Tagen war Frau E. belastbarer, die Beine wurden warm, die Beübung konnte stufenweise intensiviert werden. Auch der Blutdruck stabilisierte sich auf einem oberen Wert von 120. Damit war die Patientin fit für die aktive REHA-Phase.

Die quantenmedizinischen Geräte werden ja auch für die Heimanwendung angeboten. Ist dies, im Sinne einer permanenten Regeneration bzw. Rehabilitation sinnvoll?

- Wer schneller regeneriert, hat mehr vom Leben. Wir führen bei Patienten, die sich so ein Gerät mit Matten- und Kissenanwendung dauerhaft anschaffen wollen, eine bis zu zweiwöchige Einstellphase auf die Quantentherapie durch. Die Handhabung bedarf nämlich einiger Erfahrung und auch ärztlicher Messtechnik.
- Jeder Mensch reagiert auf elektromagnetische Reize anders, auch an verschiedenen Tagen und sogar morgens und abends. Der Anwender kann die nötigen Programmanpassungen in Kürze erlernen.
- Bei Fehleinstellungen erreicht man schnell den gegenteiligen Effekt. Denn wenn etwas wirkt, hat es auch Nebenwirkungen!
- Früher hat man gedacht, die quantenmedizinischen Felder können gar nicht wirken, weil sie von den ständig vorhandenen natürlichen Feldern, die viel stärker sind, unterdrückt würden. Sie wirken aber nicht auf Messgeräte, sondern auf lebendige Organismen, und diese können eben Filtersysteme benutzen.
- Beispiel: Wenn Sie in einer vollbesetzten Kneipe stehen und den Schallpegel messen, versteht ein Schallmesstechniker auch nicht, warum sich Menschen bei einem solchen

Gesamtlärm mit ihren relativ leisen Stimmen unterhalten können. Aber Lebewesen können eben Filter benutzen und eine sinnvolle Information inmitten einer chaotischen Umgebung heraushören. Genauso kann eine Zelle die Signale eines bestimmten pulsierenden Magnetfeldes in dem Chaos vagabundierender Energien im Raum erkennen.

Es kommt also vor allem auf den Resonanzeffekt an, also die Übereinstimmung mit körpereigenen Frequenzen, weshalb diese Geräte auch oft Resonanz-Systeme genannt werden...

- Den Begriff Resonanz benutzen viele oft missverständlich, sodass ich ihn lieber vermeiden würde. Entscheidend ist, dass die Signalsprache stimmt. In der Quantenmedizin geht es in erster Linie um Information und weniger um Energie. Das heißt:

Ich klingle mit dem schwingenden Magnetfeld bei der Zelle an... und sie wird neugierig und öffnet die Tür.

- Nun stellen Sie sich vor, jemand klingelt ständig bei Ihnen. Erst sind Sie neugierig, dann geht er Ihnen auf die Nerven, und schließlich ignorieren Sie ihn, wenn Sie die Klingel nicht sowieso abstellen.
- Oft wird das Bild vom klirrenden Fenster oder der einstürzenden Brücke zur Erklärung der Resonanzwirkung benutzt.
- Das ist falsch, denn der Mensch lässt sich zwar stimulieren, aber nicht zu einer Resonanzkatastrophe aufschaukeln. Denn er reagiert sehr schnell auf Reize im Bereich der Eigenresonanz. Er lernt ständig, damit umzugehen.
- Deshalb muss man Frequenzen öfter mal wechseln, denn zur Öffnung eines grundsätzlichen biologischen „Fensters" gibt es mehrere Schlüssel für die Zellkanäle. Der Schlüsselcode wird sozusagen ständig geändert.
- Dauerhaft taugliche Geräte wechseln bestimmte Frequenzen und Signalstärken automatisch und überlisten dadurch den Gewöhnungseffekt. Nur solche Geräte kommen für eine Daueranwendung infrage.
- Wir sollten also ausdrücklich darauf hinweisen, dass alle quantenmedizinischen Geräte auch falsch eingesetzt werden können.
- Man kann mit demselben Gerät und derselben Impulsserie einmal eine Gefäßverengung und ein andermal eine Gefäßerweiterung beim Patienten erzeugen. Das kann im falschen Moment tatsächlich unangenehme Folgen haben.
- Ich darf nur daran erinnern, dass auch „natürliche" Felder wie etwa Wetterumschwünge sensible Menschen ganz erheblich belasten können. Letztlich handelt es sich im elektromagnetischen Sinne tatsächlich um Wettermaschinen.

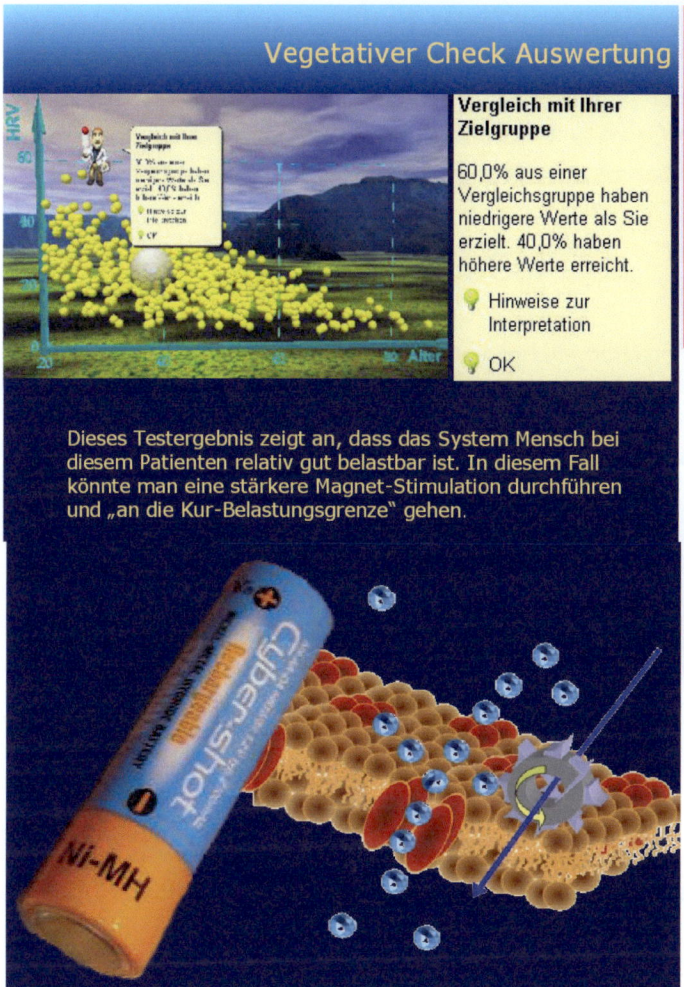

Vegetativer Check Auswertung

Vergleich mit Ihrer Zielgruppe

60,0% aus einer Vergleichsgruppe haben niedrigere Werte als Sie erzielt. 40,0% haben höhere Werte erreicht.

💡 Hinweise zur Interpretation

💡 OK

Interventionsschwellen zur Intensitäts-korrektur bei Puls oder/und Blutdruck			
Puls	max.Intensität	Puls	max.Intensität
> 100	sensitiv	> 65	06
> 090	01	> 60	07
> 085	02	> 55	08
> 80	03	> 50	09
> 75	04	> 44	10
> 70	05		

Blutdruck systol.	max. Intensität	Blutdruck systol.	max. Intensität
> 200	–	> 130	05
> 190	sensitiv	> 120	06
> 180	sensitiv	> 110	07
> 170	01	> 100	08
> 160	02	> 95	09
> 150	03	> 89	10
> 140	04		

Beispiel oben: Einstellschema des QRS® Quanten-Resonanz-Systems

Dieses Testergebnis zeigt an, dass das System Mensch bei diesem Patienten relativ gut belastbar ist. In diesem Fall könnte man eine stärkere Magnet-Stimulation durchführen und „an die Kur-Belastungsgrenze" gehen.

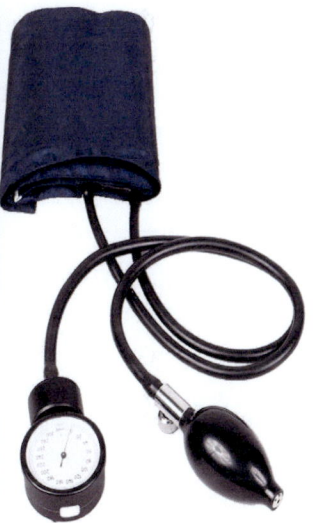

Gesunde Zellen besitzen das volle elektrische Membranpotential. Kranke Zellen liegen oft weit darunter. Wie ein Akku kann die Membran einer Zelle durch gezielte Verschiebung positiver und negativer Ionen mittels pulsierender Quantenfelder aufgeladen werden. Die Abbildung in der Mitte zeigt Ionenströme durch die Zellmembran, die ein gesundes Membranpotential aufbauen. Organe oder gar den ganzen Menschen kann man sich demnach als Aneinanderkoppelung vieler solcher Mini-Akkus vorstellen. Wenn sie alle aufgeladen sind, geht es dem Menschen gut.

Doch der Ladevorgang muss überwacht werden, weil die Verhältnisse im Körper nicht überall gleich sind. Gesunde Zell-Akkus laden schneller, kranke langsamer. So kann der Pulsschlag zu stark nach oben gehen oder der Blutdruck und der Blutzucker steigen. Auch das Herz-Kreislauf-System kann „überladen" werden. Individuelle Anpassung durch Puls-, und Blutdruck-Kontrolle sowie eine Beobachtung der vegetativen Reaktion von Herz- und Kreislauf sind nötig. Erst dann kann man regelmäßig, die Zell-Akkus durch den „elektromagnetischen Dynamo" aufladen.

Der zweifache Nobelpreisträger Linus Pauling, soll einmal gesagt haben, 8 Minuten mit einem Quanten-Resonanz-System würden 45 Minuten Waldlauf oder 3 Stunden Spaziergang ersetzen. Sind die quantenmedizinischen Geräte tatsächlich so etwas wie ein Sportartikel für besonders Faule oder zumindest ein Bewegungsersatz?

- Ich weiß nicht, wie genau Linus Pauling das berechnet hat, schließlich macht es beim Waldlauf schon einen Unterschied, ob ein 120 Kilo Bierbauch läuft oder eine untergewichtige Raucherin...
- Immerhin ist aus vielen Forschungen bekannt, dass es beim richtigen Einsatz der genannten Felder zu einer Durchblutungszunahme und einer Erhöhung der Stoffwechselaktivität kommt.
- Trotzdem ist es nicht einfach mit einem Muskeltraining zu vergleichen, abgesehen davon, dass die meisten Heimanwender solcher Geräte vergessen, dass sie sich auch einen Luftionisator zulegen müssten, um wirklich so etwas wie Waldlauf zu simulieren.
- Die quantenmedizinischen Systeme können im übrigen nicht nur vitalisieren, sondern auch relaxieren, je nachdem, wie man sie einsetzt. Es geht also nicht nur um Energiezufuhr, sondern um Energieregulation. Bewegungsersatz ist höchstens ein Teilaspekt in der Quantenmedizin.

Von Bewegungsersatz im weitesten Sinne kann man aber vielleicht dennoch sprechen...

- Ursprünglich ging es ja um Bewegungsersatz: Die Quantenmedizin ist ja aus der Elektromagnetfeldtherapie entstanden, und diese wiederum aus einem großen Problem der Orthopädie: Wer lange im Gips liegt, dem heilen wegen des Bewegungsmangels komplizierte Brüche oft nicht mehr zusammen.
- Allerdings muss man sagen, dass Knochenheilung bisher nur mit Magnetfeldern funktioniert, die wesentlich stärker als die quantenmedizinischen „Resonanz-Systeme" sind.
- Allgemein scheint es so zu sein, dass die Erfolge der Magnetfeldtherapie im Knochenbereich nur mit stärkeren Feldern erreicht werden konnten. Dies gilt auch für das ganze Thema der Gelenkserkrankungen und der Osteoporose.
- Zwar haben die Professoren Fischer und Pelka bei der Knie-Arthrose nach 6 Wochen Therapie mit dem Quanten-Resonanz-System eine signifikante Verbesserung im Bereich Schmerz und Gehleistung beweisen können. Auch der Schmerzmittelkonsum konnte zurückgeschraubt werden. Aber dabei geht es um Schmerzmanagement und nicht um Wachstumsprozesse beim Knorpel.
- Schmerzverbesserungen, Tablettenreduzierung und erhöhte Gehleistung sind offensichtlich auch bei einer dauernden Heimtherapie mit quantenmedizinischen Reso-

nanzgeräten möglich. Im höchsten Arthrosestadium gibt es auch kaum eine andere Möglichkeit als auf diesem Weg eine Endoprothese zu vermeiden.

- Es gibt auch Erfahrungen, dass eine Osteoporose damit zumindest im Fortschritt gehemmt werden kann oder dass sich Bandscheibenschmerzen und sonstige Rückenbeschwerden reduzieren lassen. Allerdings scheint auch hier die tägliche Heimtherapie der episodischen Anwendung zumindest ebenbürtig.
- An die moderne Kurmedizin werden aber heute höhere Erwartungen gestellt als lediglich die Verringerung von Schmerzen und Arzneimitteln.
- Erneutes Knorpelwachstum gelingt oft mit schnellem Erfolg nur bei ausgetüftelten Systemen wie der pulsierenden Signaltherapie oder der Kernspin-Resonanz-Therapie.
- Oft kann schon nach 5 -10 einstündigen Sitzungen eine länger anhaltende Verbesserung erreicht werden.

Kurz und klar: Manche Krankheiten sind die Domäne der schwachen Felder quantenmedizinischer Geräte, andere gehören zu den bis zu 50 mal stärkeren Magnetfeldtherapiegeneratoren.

- Bei der Kernspin-Resonanz-Therapie werden pulsierende und statische Magnetfelder kombiniert. Dass dabei das Wachstum von noch vorhandenen Knorpeln angeregt wird, konnte man mit der Magnet-Resonanz-Tomographie überprüfen.
- Der neueste Trend geht zu Geräten, die sowohl den Resonanzbereich unterhalb der Stärke des Erdmagnetfeldes (bis ca. 50 Mikrotesla) als auch den Bereich der Magnetfeldtherapie (bis etwa 8000 Mikrotesla) abgreifen können.
- Auch unterschiedliche Signalformen, die sich in klinischen Studien als wirksam erwiesen haben, setzen sich nebeneinander durch.

Es gibt nicht mehr nur das eine und einzigartige wirksame Signal, sondern es kommt darauf an, ob man Muskeln, Knochen oder Nerven behandeln will.

- Der Medizingerätehersteller Biegler hat einen solchen Alleskönner herausgebracht, der sich für die Praxis und Heimanwendung gleichermaßen eignet.

Eignet sich dieses Allround-Gerät für den Einsatz während eines Kuraufenthaltes? Kann man schon in 1 - 2 Wochen Erfolge damit erzielen?

- Bei Arthrose und Arthritis haben wir auch rasche Verbesserungen zu verzeichnen.

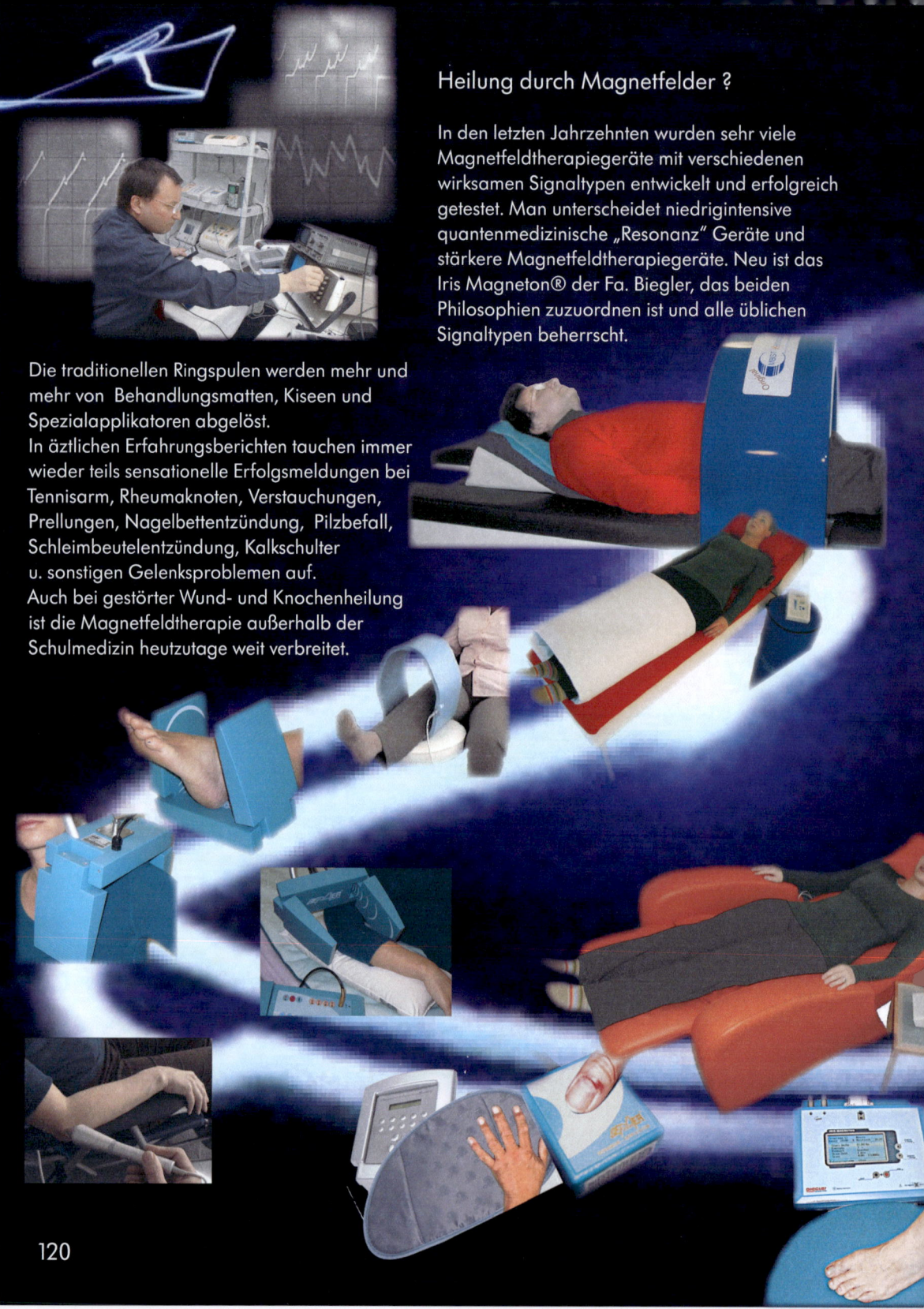

Heilung durch Magnetfelder ?

In den letzten Jahrzehnten wurden sehr viele Magnetfeldtherapiegeräte mit verschiedenen wirksamen Signaltypen entwickelt und erfolgreich getestet. Man unterscheidet niedrigintensive quantenmedizinische „Resonanz" Geräte und stärkere Magnetfeldtherapiegeräte. Neu ist das Iris Magneton® der Fa. Biegler, das beiden Philosophien zuzuordnen ist und alle üblichen Signaltypen beherrscht.

Die traditionellen Ringspulen werden mehr und mehr von Behandlungsmatten, Kiseen und Spezialapplikatoren abgelöst.
In äztlichen Erfahrungsberichten tauchen immer wieder teils sensationelle Erfolgsmeldungen bei Tennisarm, Rheumaknoten, Verstauchungen, Prellungen, Nagelbettentzündung, Pilzbefall, Schleimbeutelentzündung, Kalkschulter u. sonstigen Gelenksproblemen auf.
Auch bei gestörter Wund- und Knochenheilung ist die Magnetfeldtherapie außerhalb der Schulmedizin heutzutage weit verbreitet.

Magnetfeldtherapie wird von Ärzten und Patienten bei weit über 100 Indikationen seit Jahrzehnten erfolgreich eingesetzt.

Aber nur einige sind durch klinische Studien nach wissenschaftlichen Maßstäben tatsächlich vertretbar. (Stand 2006). Diese Indikationen sowie einige „Wellness-Programme", sind auf einer Chipkarte des Iris Magneton® gespeichert, die der Patient nach der empfohlenen Einstellphase beim Arzt mit nach Hause bekommt.

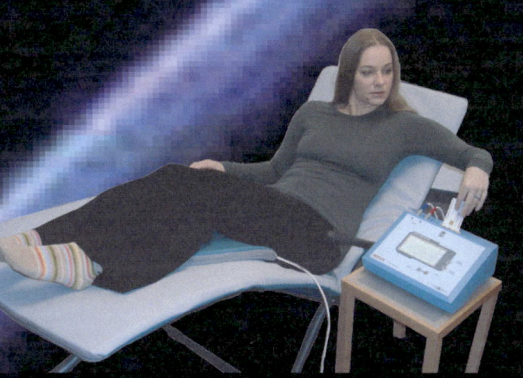

1. Arthrose, Arthritis
2. Glaukom
3. Psoriasis
4. Neurodermitis
5. Chronisches Ekzem und Dermatitis
6. Dysmenorrhoe (Menstruationsbeschwerden)
7. Akute Harnwegsinfektion
8. Postoperative Heilprozesse
9. Tinnitus
10. Chronische Sinusitis
11. Fettstoffwechsel-Störungen
12. Dekubitus
13. Ulcus Cruris
14. Multiple Sklerose
15. Parkinson Insult
16. Knochenheilung nach Fraktur
17. Osteotomie
18. Prothesenlockerung
19. Osteoporose
20. tumorbedingte Knochenresektionen
21. Zustand nach Wirbelsäulenoperationen

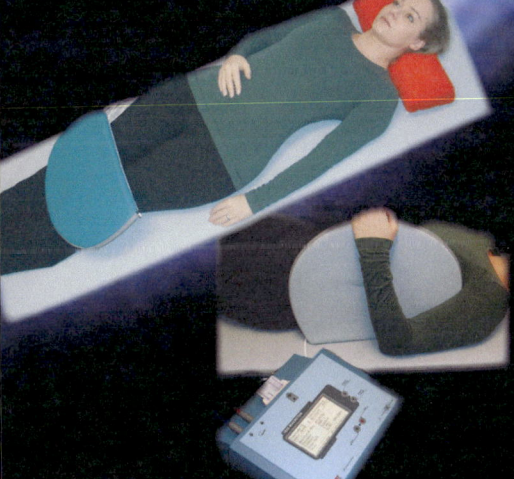

Nicht ohne Ihren Arzt !

In Österreich besteht für Magnetfeldtherapie eine Verschreibungspflicht. In vielen anderen Ländern kann man dieselben Geräte auch ohne Rezept kaufen.

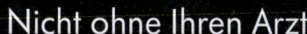

Wir raten Ihnen, sich an die in diesem Kapitel gemachten Vorschläge zu halten. Glauben Sie niemandem, der sagt, es gebe keine Nebenwirkungen. Es gibt auch Magnetfeldgeräte, die Ihnen schaden können.

- Durch die Kombination unserer verschiedenen Service-Module am Kurort mit dem Iris Magneton® von Biegler und anderen gut erforschten quantenmedizinischen Systemen wie QRS®, Physiotron®, BEMER® oder MBST® erreichen wir oft Erstaunliches in kurzer Zeit. Hier sind außer den Gelenks- und Knochenerkrankungen zu nennen:

- *Herz- und Kreislaufprobleme*
- *Durchblutungsstörungen*
- *Asthma*
- *Migräne*
- *Schlafstörungen*
- *Fibromyalgie*
- *Polyneuropathie*

- *Morbus Sudeck*
- *Restless Legs*
- *Akne*
- *Bluthochdruck*
- *Blutniederdruck*
- *Wundheilungsstörungen*
- *OP-Nachbehandlung*

-
- Zwei typische Fallbeispiele möchte ich herausgreifen

Frau C., 53 Jahre, nach Arthroskopie des Kniegelenks

- Die Patientin hatte weiterhin Schmerzen und Wasser im Knie.
- Krankengymnastik, klare Packungen und Lymphdrainagen halfen nur wenig.
- Wir behandelten sie neben der Badekur in den Schwefelthermen nur 10 mal 20 Minuten mit quantenmedizinischen Feldern am Knie.
- Nach zwei Wochen hatten sich die Konturen des Kniegelenks auf das normale Ausmaß zurückgebildet. Die Beweglichkeit war wiederhergestellt.

Frau O., 64 Jahre, nach Bruch des rechten Handgelenks

- Trotz der üblichen Packungen wollte die Hand nicht abschwellen.
- Aber die Wirkung von Quantenresonanzfeldern ist besonders nach Operationen und Verletzungen oft eindrucksvoll: Während der 10 kurzen Behandlungen ging die Schwellung deutlich und dauerhaft zurück.
- Die typische Reaktion: „Hätte ich nicht gedacht. Meinem Physiotherapeuten kann ich das nicht erzählen..."
- Schließlich darf ja etwas nicht wirken, was außerhalb der Naturmedizin noch umstritten ist...
- Einige Indikationen der Magnetfeldtherapie sind für eine Kur manchmal zu langwierig. Aber der Kurarzt kann beim „Einschleichen" und Maßschneidern der Therapie helfen.

- Nach der Einschleichphase während der Kur bekommt der Patient von uns ein individuell auf ihn abgestimmtes Schema für die Heimtherapie, das wie ein elektronisches Rezept auf einer Chipkarte gespeichert wird und jederzeit abrufbar ist.
- Für manche Krankheiten wie die Volkskrankheit Osteoporose kann man erst nach Monaten und bei gleichzeitiger Entsäuerung und schulmedizinischer Medikation mit Erfolgen rechnen. Dazu gehören natürlich auch alle Möglichkeiten der Bewegungsanregung, sei es auch durch halbaktive Geräte wie Vibrationsplatten oder das Wipp-Trampolin. Nicht zu vergessen die Badekur.

Sie sprachen von einem möglichen Gewöhnungseffekt an die quantenmedizinischen Felder. Kann es sein, dass nach einiger Zeit auch die Wirkung nachlässt?

- Bei den von mir genannten quantenmedizinischen Systemen, die auch in meiner Praxis zum Einsatz kommen, ist das bisher nicht der Fall gewesen. Es ist aber bekannt, dass viele andere Systeme in ihrer Wirkung nachlassen, sofern sie denn überhaupt wirken.
- Ich kenne den ziemlich kuriosen Fall eines Patienten, der seiner 65-jährigen Mutter in den 90er Jahren ein QRS® - System schenkte, weil sie aufgrund einer beidseitigen Kniearthrose gerade noch Gehstrecken von 80 m schaffte.
- Mein Patient hatte sehr gute Erfahrungen mit diesem System gemacht und wollte unbedingt verhindern, dass seine Mutter eine endoprothetische Versorgung der Kniegelenke benötigte. Der Operationstermin stand allerdings schon fest.
- Tatsächlich ließen binnen 4 Wochen nach Beginn einer Selbstbehandlung von 2 mal täglich nur 8 Minuten die Schmerzen derart nach, dass sie die Operation absagte. Nach einem Jahr konnte die schmerzfreie Gehstrecke auf 8 km gesteigert werden. Dies blieb 7 Jahre so, bis die Dame 72 war und das Gerät einer Freundin lieh, die ebenfalls Probleme mit den Knien hatte.
- Der Erfolg stellte sich auch hier ein, aber die Freundin konnte sich so ein Gerät nicht leisten. Also schenkte ihr die Dame das Gerät, weil sie in ihrem Übermut glaubte, sie könnte ihre eigene Arthrose an den Kniegelenken nunmehr auch ohne das Gerät beherrschen.
- Nach 3 Monaten ohne die gewohnte Magnetfeldbehandlung stellten sich aber wieder Schmerzen an den Kniegelenken ein. Also mußte wieder ein Gerät her. Sie kaufte sich deshalb bei der nächsten Gelegenheit ein durchaus nicht preiswertes Magnetfeldtherapiegerät auf einer Kaffeefahrt, zudem sie ihrem Sohn nicht eingestehen wollte, dass sie sein QRS® - System einfach so weitergegeben hatte. Der Verkäufer hatte ihr versichert, dass es genau dasselbe leisten würde.
- Dies war leider nicht der Fall. Schon nach einem Jahr konnte sie überhaupt nicht mehr gehen und ließ sich vom Orthopäden überreden, sich die kaputten Kniegelenke durch Endoprothesen ersetzen zu lassen.

- Mit 73 wurde sie dann tatsächlich ohne Wissen des Sohnes operiert. Es gab Schwierigkeiten bei der REHA, Stürze mit Lockerung der Endoprothesen, Schmerzen ohne Ende. Die Frau, nunmehr 74, war am Ende ihrer Nerven und schimpfte: „Wenn ich mich schon mit 65 hätte operieren lassen, wäre mir die REHA nicht so schwer gefallen." So hatte ihr der Orthopäde die Probleme nach der Operation erklärt....

- Das passierte alles nur, weil sie nicht wusste, dass es bei Medizingeräten, wie überall sonst auf der Welt, erhebliche Qualitätsunterschiede gibt und dass es sinnvoll ist, Rat von einem Arzt einzuholen, der Erfahrung mit dieser Art von Medizin hat.

Der Begriff der Quantenmedizin wird auch von manchen Vertretern der Lasertherapie benutzt. Wie ist das zu verstehen?

- Das hat zunächst einmal geschichtliche Hintergründe. In Deutschland wurden die Begriffe Quantronik, Quantentherapie und Quantenmedizin Mitte der 90er Jahre erstmals im Zusammenhang mit niedrigintensiven Magnetfeldtherapiegeräten verwendet.

- Offenbar wurden ähnliche Begriffe aber in Russland für die Lichttherapie gebraucht, wie erst in den letzten Jahren bekannt wurde.

- Physikalisch haben beide recht: Denn sowohl Magnetfelder als auch Lichtstrahlen transportieren ihre Energie letztlich in Quantenform. Innerhalb des Lichtspektrums spricht man zwar von Photonen, doch auch diese sind nichts anderes als Quanten.

- In therapeutischer Hinsicht ist zu sagen, dass die magnetische Quantenmedizin mit sehr niedrigen, die Lichttherapie mit wesentlich höheren Frequenzen arbeitet. Beide Frequenzfenster, also auch das Licht, sind biologisch immens wichtig.

- Durch technischen Fortschritt ist es schon lange möglich, Laserlicht mit höherer Eindringtiefe herzustellen und therapeutisch einzusetzen. Doch das scharfe harte Licht will beherrscht sein. Chirurgen, Augenärzte und Dermatologen sind die Spezialisten dafür.

- Die Verwendung von Laserlicht im Low-Level-Bereich ist überall dort sinnvoll, wo die zu behandelnde Körperregion nicht sehr tief unter der Hautoberfläche liegt. Beispielsweise am Sprung, Schulter-, Hand- und Knieglenk kann man sowohl mit Laser als auch mit Magnetfeldern therapeutisch gut arbeiten. Mit dem Laser wird Energie an das Gewebe übergeben, das bei Krankheiten oft in seiner Blutversorgung gestört ist.

- Laserlicht ist kein Naturphänomen und sein Einsatz setzt Sicherheitsmaßnahmen und eine Ausbildung voraus. Damit eignet es sich nicht zur Selbstbehandlung.

- Bedenklich finde ich, wenn solche Low-Level-Laser in Laienhand auf Akupunkturpunkte angesetzt werden. Es gibt zwar noch keine anerkannte Theorie der Akupunktur, aber es ist vorstellbar, dass Akupunkturpunkte so etwas wie Fernbedienungsschalter für unser Körperinneres sein könnten. Darauf nach Gutdünken in Eigentherapie mit einem Laser loszugehen, kommt mir so vor, als würde man seinen Fernseher im Wohnzimmer mit dem Vorschlaghammer leiser machen wollen.

Das für den Menschen sichtbare Spektrum (Licht)

Ultraviolett ← | 400 nm | 450 nm | 500 nm | 550 nm | 600 nm | 650 nm | 700 nm | 750 nm | → Infrarot

	Gammastrahlung	harte- mittlere- weiche- Röntgenstrahlung	Ultraviolett-strahlung	Infrarot-strahlung	(Terahertz-strahlung)	Radar	UHF	UKW	Kurzwelle Mittelwelle Langwelle	Hoch- Mittel- Nieder-frequente
						Mikrowellen		Rundfunk		Wechselströme

	1fm		1pm		1Å	1nm			1μm			1mm 1cm		1m		1km			1Mm		
Wellen-länge (m)	10^{-15}	10^{-14}	10^{-13}	10^{-12}	10^{-11}	10^{-10}	10^{-9}	10^{-8}	10^{-7}	10^{-6}	10^{-5}	10^{-4}	10^{-3}	10^{-2}	10^{-1}	10^{0}	10^{1}	10^{2}	10^{3}	10^{4}	10^{5}	10^{6}	10^{7}
Frequenz (Hz)	10^{23}	10^{22}	10^{21} (1 Zetta-Hz)	10^{20}	10^{19}	10^{18} (1 Exa-Hz)	10^{17}	10^{16}	10^{15} (1 Peta-Hz)	10^{14}	10^{13}	10^{12} (1 Tera-Hz)	10^{11}	10^{10}	10^{9} (1 Giga-Hz)	10^{8}	10^{7}	10^{6} (1 Mega-Hz)	10^{5}	10^{4}	10^{3} (1 Kilo-Hz)	10^{2}

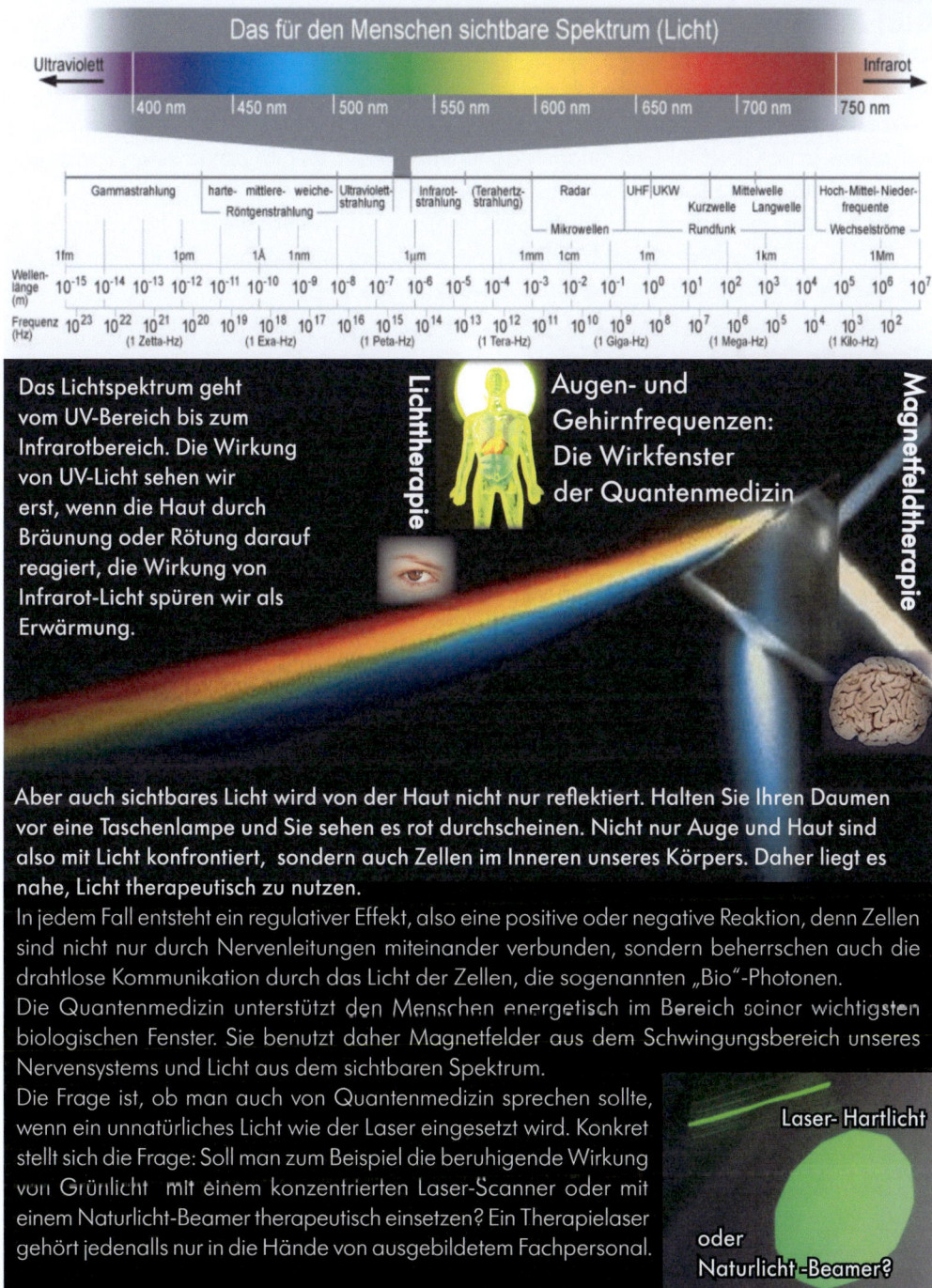

Lichttherapie

Das Lichtspektrum geht vom UV-Bereich bis zum Infrarotbereich. Die Wirkung von UV-Licht sehen wir erst, wenn die Haut durch Bräunung oder Rötung darauf reagiert, die Wirkung von Infrarot-Licht spüren wir als Erwärmung.

Augen- und Gehirnfrequenzen: Die Wirkfenster der Quantenmedizin

Magnetfeldtherapie

Laser- Hartlicht

oder Naturlicht -Beamer?

Aber auch sichtbares Licht wird von der Haut nicht nur reflektiert. Halten Sie Ihren Daumen vor eine Taschenlampe und Sie sehen es rot durchscheinen. Nicht nur Auge und Haut sind also mit Licht konfrontiert, sondern auch Zellen im Inneren unseres Körpers. Daher liegt es nahe, Licht therapeutisch zu nutzen.

In jedem Fall entsteht ein regulativer Effekt, also eine positive oder negative Reaktion, denn Zellen sind nicht nur durch Nervenleitungen miteinander verbunden, sondern beherrschen auch die drahtlose Kommunikation durch das Licht der Zellen, die sogenannten „Bio"-Photonen.

Die Quantenmedizin unterstützt den Menschen energetisch im Bereich seiner wichtigsten biologischen Fenster. Sie benutzt daher Magnetfelder aus dem Schwingungsbereich unseres Nervensystems und Licht aus dem sichtbaren Spektrum.

Die Frage ist, ob man auch von Quantenmedizin sprechen sollte, wenn ein unnatürliches Licht wie der Laser eingesetzt wird. Konkret stellt sich die Frage: Soll man zum Beispiel die beruhigende Wirkung von Grünlicht mit einem konzentrierten Laser-Scanner oder mit einem Naturlicht-Beamer therapeutisch einsetzen? Ein Therapielaser gehört jedenalls nur in die Hände von ausgebildetem Fachpersonal.

Gibt es funktionierende Alternativen in ärztlicher Hand?

- Der Arzt wird von Fall zu Fall entscheiden, ober mit eiinem Low-Level-Lasersystem arbeitet oder zum Beispiel mit Rotlicht aus einer Leuchtdiode, die in körpernahen Frequenzen im Gleichtakt mit einem Magnetfeld pulsiert. Es gibt dafür einen Spezialstift, der zugleich rot blinkt und ein Magnetfeld ausstrahlt.
- Im Fall der Behandlung im Ohrenbereich setze ich gerne Bündellaser hoher optischer Dichte ein, aber manchmal bei der Tinnitusbehandlung pulsierendes Rotlicht mit Magnetfeld. Oder eine Kombination aus beidem.

Licht aufs Ohr?

- Licht ist in der Kurmedizin ein durchaus gängiges Konzept zur Behandlung bestimmter Formen des Tinnitus-Ohrensausens. Hier wird in manchen Praxen sogar ausschließlich. ein Low-Level-Laser eingesetzt.
- Nicht nur wir, sondern auch ein Forscherteam in Schweden haben allerdings die Erfahrung gemacht, dass sich der Behandlungserfolg bei zusätzlichem Einsatz anderer erfolgreicher Konzepte deutlich verbessern lässt. Wir empfehlen unseren Patienten mit Tinnitus daher ein Misch-Konzept: Synchron pulsierendes Rotlicht und Magnetfeld, Low-Level-Laser, antioxidatives basisches Aktivwasser und Inhalation von Reinsauerstoff. Hier setzen wir also eine Ganzkörperbehandlung und eine Lokalbehandlung gemeinschaftlich ein. Dies scheint der Schlüssel zum Erfolg zu sein.
- Noch effektiver, wenn auch etwas aufwendiger ist die Kombination mit einer Sauerstoff-Blutwäsche, wie sie im Kapitel 2 über die Luft-Prüfung beschrieben ist.
- Die Elemente dieser sogenannten QANTOX® Tinnitus-Therapie lassen sich gleichzeitig verbinden. Mit dem Iris Magneton® werden bei Tinnitus erprobte, elektromagnetische Felder erzeugt und über ein Stabsystem gebündelt an das Ohr abgestrahlt. Dabei entsteht eine vollständige Tiefenwirkung, da selbst in kleinsten Blutgefäßen und Sinneszellen Ströme aufgebaut werden (siehe Bild S. 125).
- Entscheidend ist der Aufbau des von Natur aus vorhandenen Zellpotentials, um den gestörten Informationsfluß der Sinneszelle zu erreichen. Zudem muss die Spannung der Zellmembran auf ein hohes Niveau gebracht werden, um den Zellstoffwechsel zu fördern sowie Giftstoffe und freie Radikale aus dem Gewebe zu entfernen.
- Die Ergebnisse sind am besten bei den durchblutungsbedingten Formen der Erkrankung. Aber auch bei den stressabhängigen Bildern zeigt sich mit dem kombinierten Programm gegenüber der ausschließlichen Anwendung von Lasern ein Therapievorsprung.
- Unbedingt notwendig ist eineFortsetzung des begonnenen Entsäuerungsprozesses.
- Übersäuerte Ohren als empflindliche Antennen rächen sich nämlich besonders lautstark. Wir sollten dringend auf diese frühen Signale hören.

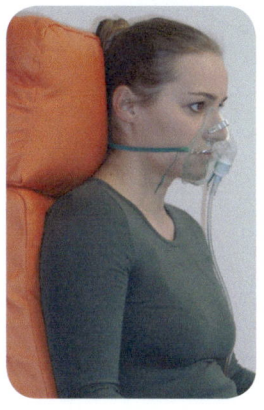 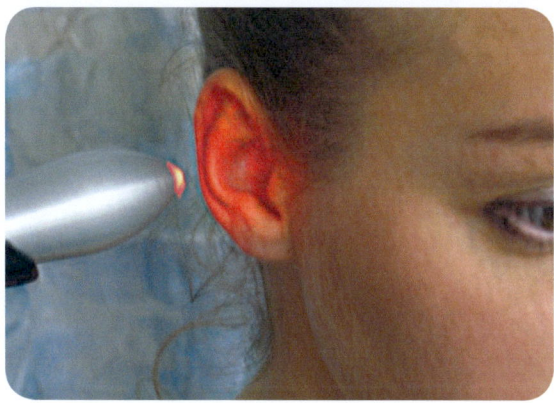

Tinnitus ist nicht nur ein Ohrenproblem: Mit Licht, Magnetfeld, Sauerstoff und antioxidativem Aktivwasser sind die Chancen weit größer als mit rein lokaler Therapie.

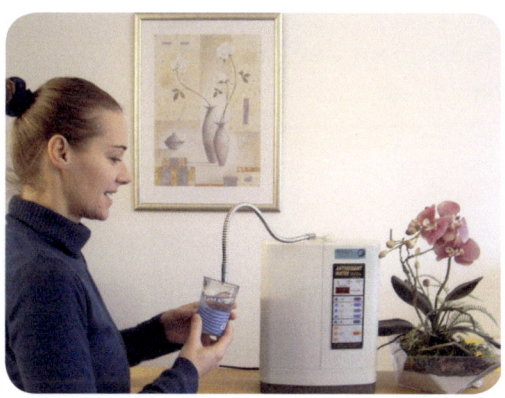 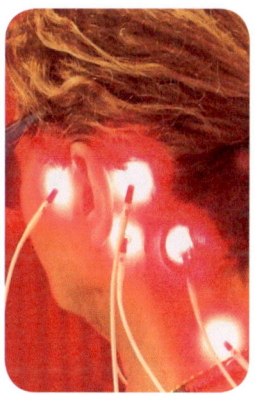

Dort, wo die kleinsten Organe sind, machen sich die Übersäuerungsschäden am ersten bemerkbar. Bei Augen und Ohren. Sie sind die Warnlampen im „Automobil Mensch." Spätestens wenn diese Organe zu flackern beginnen, wird es Zeit, dieses Service-Handbuch in die Hand zu nehmen und zu überlegen:

Was kann ich tun, bevor es mir so schlecht geht, dass nur noch die Notfall- und Reparaturmaßnahmen der Schulmedizin helfen?

Autoren:

Dr. med. Walter Irlacher
c/o Praxis für physikalische und rehabilitative Medizin
Kurallee 23 (Europa Therme)
94072 Bad Füssing
www.dr-irlacher.de
Mail: dr.irlacher@web.de
Tel. ++49 (0) 8531 / 2 44 44
Fax: ++49 (0) 8531 / 2 44 33

Karl H. Asenbaum
c/o: siehe Verlag
Mail: asenbaum@web.de

Vorträge und Seminarveranstaltungen der Autoren:
www.chelat.de und www.euromultimedia.de

Verlag:

Karl H. Asenbaum
Euromultimedia Verlag
Georgenstr. 110
80798 München
www.euromultimedia.de
Mail: info@euromultimedia.de
Tel. ++49 (0) 89 27817519
Faxbox: ++49 (0) 321 22 11 11 00

Lektorat:
Orsa Repp
Mail: orsa.repp@web.de

Nachwort

Dr. med. Walter Irlacher

Auf Englisch heißt es Health Care Insurance - da steckt das Wort Gesundheit drin. Im Deutschen sprechen wir von der Kranken-Kasse.

Wir haben in diesem Buch Anschlepphilfen dargestellt, die dem Körper selbst helfen, aus einer Sackgasse heraus zu kommen. Denn die Naturmedizin will nicht warten, bis die Patienten vorwärts gegen die Wand rennen, um dann ein Rettungsteam zu schicken.

Viele haben sich durch eine falsch verstandene Vollkasko-Mentalität einen leichtfertigen Umgang mit dem „Automobil Mensch" angewöhnt. Doch mehr als Vollkasko kann keine Krankenversicherung anbieten. Für die Wartung und den laufenden Betrieb unseres Lebensfahrzeugs sind wir ganz allein verantwortlich.

Als Arzt habe ich einen Eid geschworen:
- Nicht zugunsten von polyzentrischen Doppelblindstudien, die evidence-based in peer-reviewed-Journals publiziert werden.
- Nicht zugunsten eines ICD-Codes, der immer mehr und mehr Krankheiten zutage fördert und durchnummeriert.
- Nicht zugunsten von Pharma-AGs, die den Shareholder-Value maximieren wollen.

Sondern zugunsten jedes einzelnen Patienten.

Ich bin sehr für eine kostengünstige Medizin. Genau deshalb prüfe ich vor einer teuren schulmedizinischen Behandlung, die oft nur das Leben im Notfall schützt, ob es nicht anders geht.

In erster Linie sehe ich mich als Naturmediziner, der den Menschen nicht nur von einer Krankheit, sondern auch von deren Ursache befreien will. Als Kurarzt arbeite ich dabei mit den klassischen Mitteln der Ganzheitsmedizin: Luft – Wasser – Licht – Bewegung. Dank heutiger Hochtechnologie und gewachsenem Grundlagenwissen wird daraus Sauerstofftherapie, Aktivwasser und Quantenmedizin.

Im Erscheinungsjahr dieses Buches haben viele Ärzte auf der Straße demonstriert. Wann demonstrieren Patienten für eine bessere Medizin?

ANHANG

„Die Entwicklung der Magnetfeldtherapie von der alternativen zur traditionellen Heilmethode" (Zitat von Dr. med. Christian Thuile)

Als Dr. U. Warnke („Der Mensch und die 3. Kraft") und und Dr. E. G. Fischer („Grundlagen der Quantentherapie") im Jahre 1994 in zwei Büchern den damaligen Stand der Forschung über pulsierende Magnetfelder zusammenfassten, reagierte die medizinische Fachwelt zunächst mit ungläubigem Staunen, dass auch Magnetfelder, die nicht einmal so stark wie das Erdmagnetfeld sind, eine therapeutische Wirkung entfalten sollten. Zunächst erschienen umfangreiche Auswertungen von Arztberichten, die Warnkes und Fischers Argumentation offenbar bestätigten (QRS®-Europastudie, BEMER®-Anwenderstudie). Im Jahr 2001 wurden auf einer wissenschaftlichen Tagung (QRS®-Symposium 2001) mehrere neue wissenschaftliche Studien zu Therapien mit diesen niedrigintensiven Feldern diskutiert. Dr. Christian Thuile legte in demselben Jahr ein umfangreiches „Studienbuch Magnetfeldtherapie" vor, das weitere positive Forschungsergebnisse dokumentierte. In seinem neuesten Werk, „Magnetfeldtherapie" (2005, Karl Haug Verlag), dem wir hier weitgehend folgen, listet Thuile diejenigen Indikationen auf, die auch nach schulmedizinischen Maßstäben als gesichert betrachtet werden können oder zumindest auf bestem Wege dazu sind. Tatsächlich braucht man bei einigen Indikationen aber Magnetfelder, die das Erdmagnetfeld deutlich übersteigen.

Heilung schlecht heilender Knochenbrüche
Stimulation des Knochenwachstums

Hüftkopfnekrosen

Implantate aus Titan:
Besseres Einwachsen
Schmerzlinderung nach Operation
Festigung gelockerter Hüftprothesen

Arthritis
Abklingen der Schwellung

Arthrose
Verbesserte Beweglichkeit, Schmerzreduktion

Osteoarthritis (Knie und Hals)

Osteoporose:
Verringerung der Knochendichteabnahme

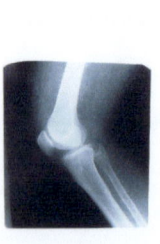

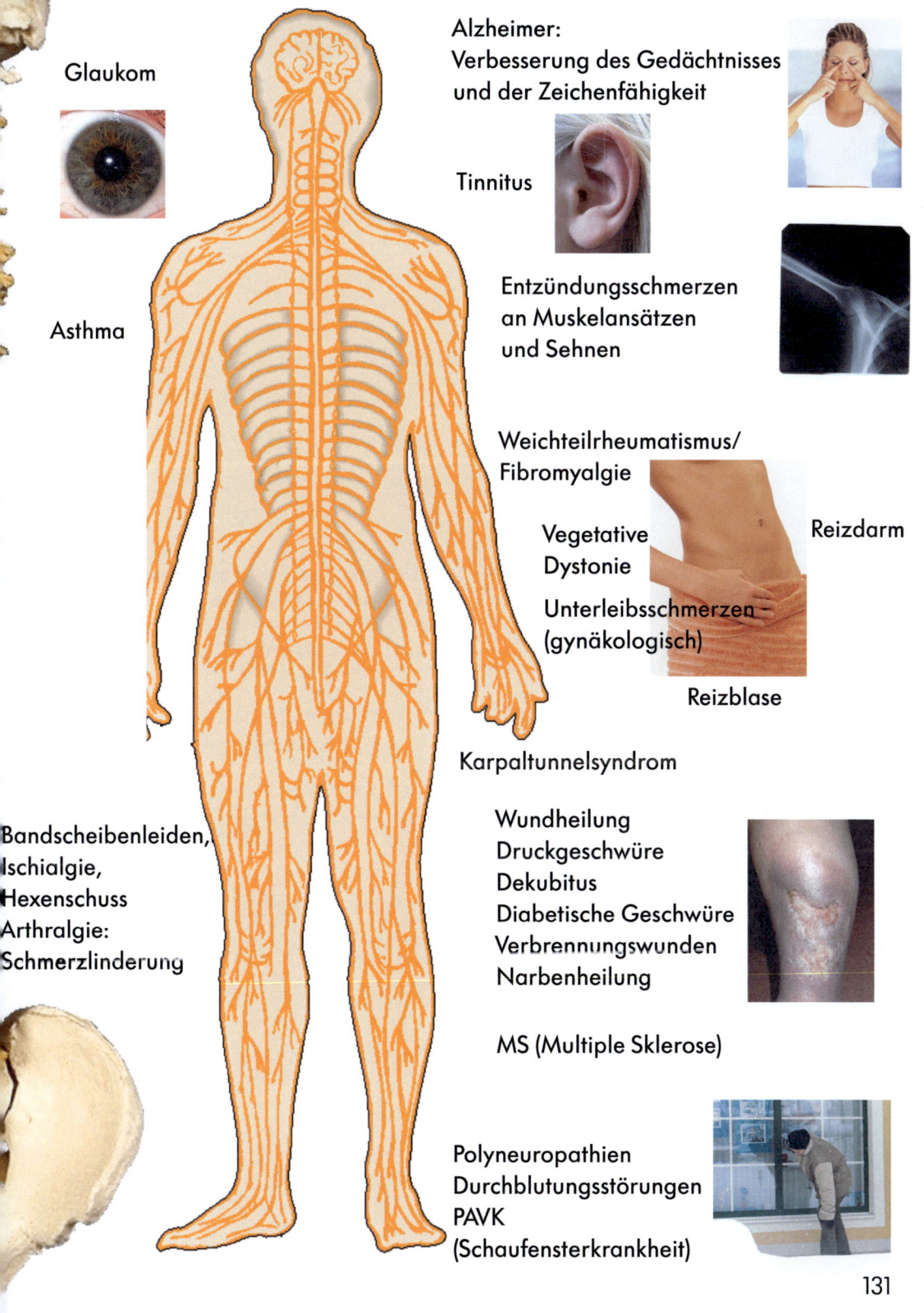

Glaukom

Alzheimer:
Verbesserung des Gedächtnisses
und der Zeichenfähigkeit

Tinnitus

Entzündungsschmerzen
an Muskelansätzen
und Sehnen

Asthma

Weichteilrheumatismus/
Fibromyalgie

Vegetative
Dystonie

Reizdarm

Unterleibsschmerzen –
(gynäkologisch)

Reizblase

Karpaltunnelsyndrom

Bandscheibenleiden,
Ischialgie,
Hexenschuss
Arthralgie:
Schmerzlinderung

Wundheilung
Druckgeschwüre
Dekubitus
Diabetische Geschwüre
Verbrennungswunden
Narbenheilung

MS (Multiple Sklerose)

Polyneuropathien
Durchblutungsstörungen
PAVK
(Schaufensterkrankheit)

Abkürzung   Copyrightinhaber und Lizenzgeber

ASB: Karl H. Asenbaum
BP: www.berlingerpress.de
GBA: Hemera Technologies Graphic Business Art
HEM: Hemera Technologies, Digital Images Content and Graphic View 32
IRL: Dr. med. Walter Irlacher
MEV: MEV Verlag Augsburg (Layout-CD-Sammlung)
OR: Orsa Repp
WIK: Wikipedia GNU Free Documentation License, Version 1.2

Sämtliche Collagen im Text wurden von www.berlin-
gerpress.de (BP) gestaltet. Dabei verwendete Bilder
anderer Copyrightinhaber sind jeweils in Klammern
dahinter angegeben.

Titelbild: Collage von Asenbaum/
                    Irlacher (MEV, GBA)
Buchrücken: 1: IRL; 2: ASB

S 4:   1: BP(OR); 2: BP(WIK); 3:
              BP(ASB,HEM,MEV.WIK); 4: BP(ASB);
              5: BP(ASB,OR.WIK)
S.6:   BP(WIK, MEV, ASB, HEM,GBA)
S.11:   BP(IRL)
S.13:   BP(WIK, MEV, ASB, HEM,GBA)
S.15:   BP(WIK, MEV, ASB, HEM,GBA)
S.17:   1: IRL; 2:ASB
S.18:   IRL
S.19:   IRL
S.20:   IRL
S.23:   BP(WIK)
S.27:   BP(IRL,ASB,MEV,HEM)
S.30:   BP(ASB,WIK,MEV,HEM)
S.33:   BP(ASB,OR)
S.41:   IRL
S.42:   IRL
S.43:   BP(IRL,ASB,OR,WIK,MEV,HEM)
S.47:   BP(ASB,GBA,WIK)
S.49:   1:MEV; 2:ASB
S.53:   BP(ASB,WIK,MEV,HEM)
S.58:   1-6,8: ASB; 7: WIK
S.60:   BP(ASB,HEM,MEV,WIK)
S.64:   IRL/ASB
S.71:   BP(ASB,WIK,MEV,HEM)
S.79:   BP(IRL,WIK,MEV,HEM,ASB)
S.91:   BP(WIK,MEV,HEM)
S.101:   BP(ASB,OR,WIK)
S.105:   BP(ASB,OR,HEM)

S.111:   IRL(Europa Therme Bad Füssing)
S.112:   IRL(Europa Therme Bad Füssing)
S.113:   1.IRL(Europatherme Bad Füssing);
              2: BP(ASB,HEM)
S.117:   BP(ASB,HEM,WIK)
S.120:   BP(ASB)
S.121:   BP(ASB,WIK)
S.125:   BP(WIK,ASB,MEV,HEM)
S.127:   BP(ASB,OR)
S.130:   WIK,HEM,MEV
S.131:   WIK,HEM,MEV,OR